Евгений Бутов

Здоровое тело - в океане здорового духа

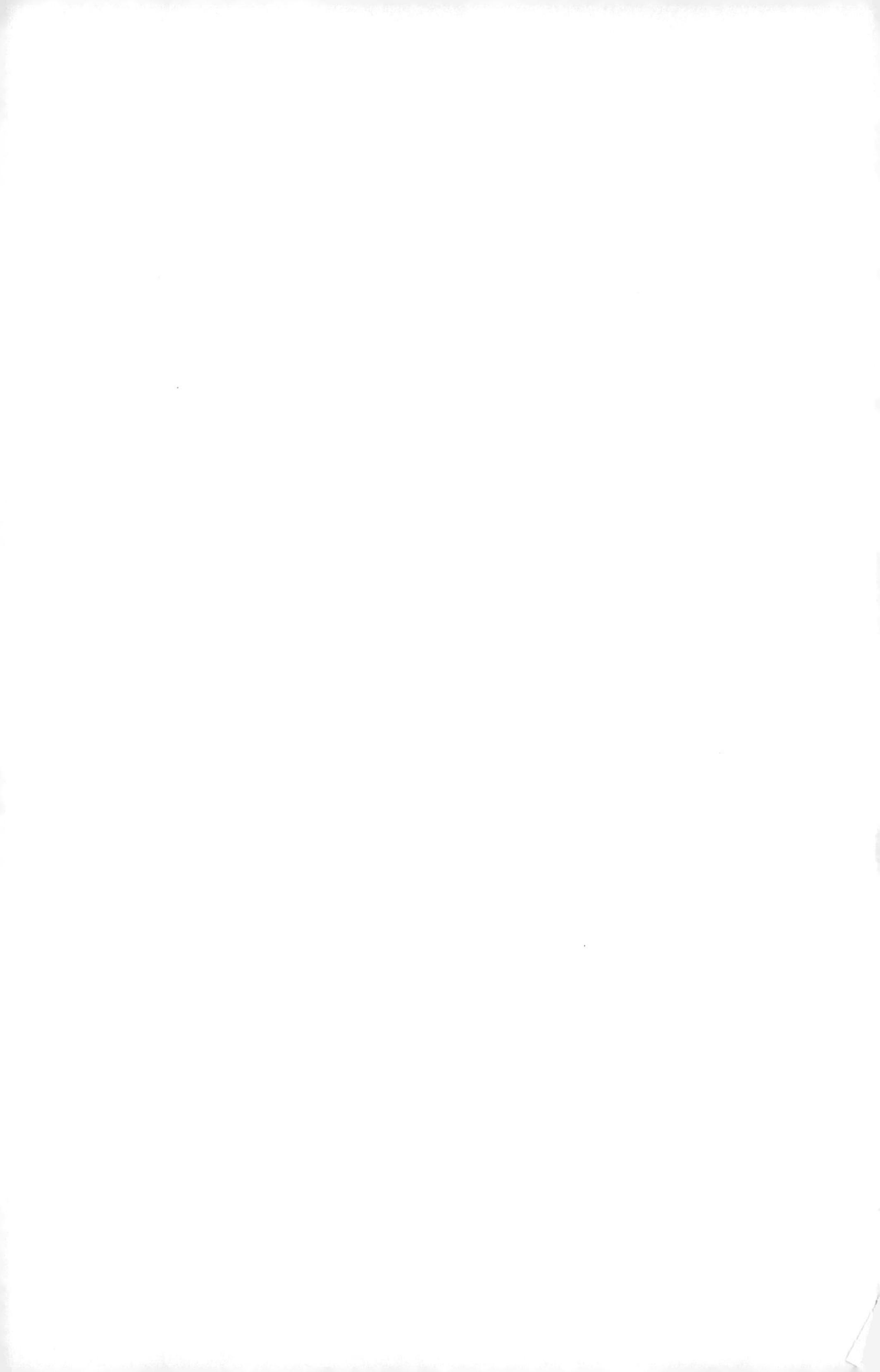

Евгений Бутов

Здоровое тело - в океане здорового духа

О Йоге и Фридайвинге

Bloggingbooks

Impressum / Выходные данные
Bibliografische Information der Deutschen Nationalbibliothek: Die Deutsche Nationalbibliothek verzeichnet diese Publikation in der Deutschen Nationalbibliografie; detaillierte bibliografische Daten sind im Internet über http://dnb.d-nb.de abrufbar.

Библиографическая информация, изданная Немецкой Национальной Библиотекой. Немецкая Национальная Библиотека включает данную публикацию в Немецкий Книжный Каталог; с подробными библиографическими данными можно ознакомиться в Интернете по адресу http://dnb.d-nb.de.

Coverbild / Изображение на обложке предоставлено: www.ingimage.com

Verlag / Издатель:
Bloggingbooks
ist ein Imprint der / является торговой маркой
OmniScriptum GmbH & Co. KG
Heinrich-Böcking-Str. 6-8, 66121 Saarbrücken, Deutschland / Германия
Email / электронная почта: info@bloggingbooks.de

Herstellung: siehe letzte Seite /
Напечатано: см. последнюю страницу
ISBN: 978-3-8417-7186-5

Содержание

Материалы Персонального блога Евгения Бутова о йоге и фридайвинге "Apnodok.ru"

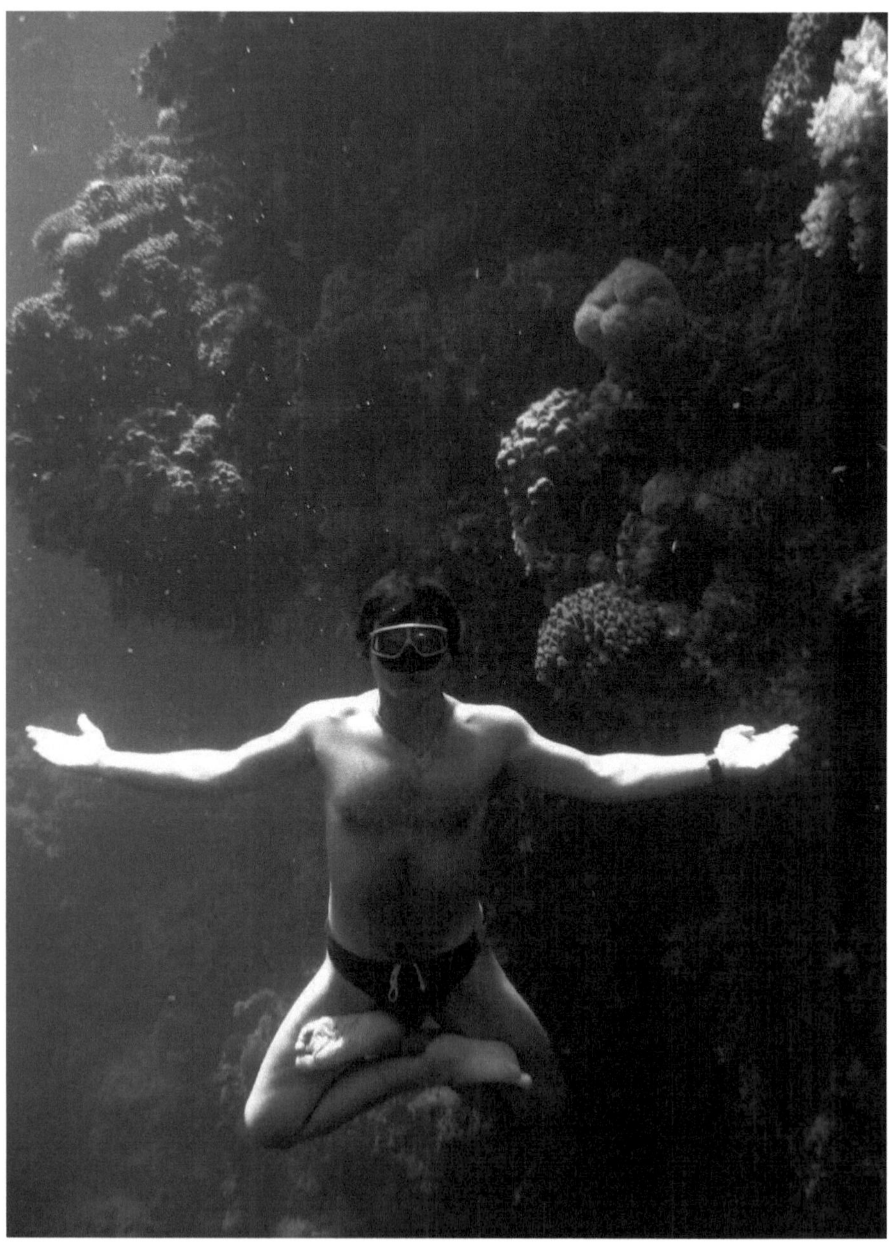

Фридайвинг и йога - Здоровое тело в океане здорового духа!

Меня зовут Евгений Бутов. Я врач, закончил Военно-Медицинскую Академию в Ленинграде. Кроме специальности врача подводной лодки – работал травматологом, специализировался по мануальной терапии, практикую её с 1992 года. Много лет занимаюсь хатха- йогой, применяю йогический подход к тренировкам по фридайвингу, которым системно занимаюсь с начала 90-х годов. В 1998 году прошел инструкторский стаж у Умберто Пелиццари в Италии, сертифицированный инструктор "Apnea Academy".
Являюсь одним из ведущих инструкторов Федерации Фридайвинга России (Школа фридайвинга Натальи Молчановой) , врач сборной страны, участник командных чемпионатов мира по фридайвингу по системе АИДА с 1998 по 2008гг. Автор многих публикаций по физиологии фридайвинга, йоге и пранаяме.

Веду преподавательскую работу на базе Южно-Российского Йога Центра: йога-терапия, пранаяма, йогическое плавание. Как инструктор Федерации Фридайвинга провожу глубинные семинары, как в России, так и за её границами. Провожу семинары и тренинги по йоге, основная тема – пранаяма и медитативные практики.

Принимаю активное участие в работе Института Психонетики по применению психонетических практик в йоге и фридайвинге.

Лектор предмета «Анатомия,физиология и Первая помощь» на курсе подготовки инструкторов хатха-йоги московского центра Йога108 (под рук. М.Баранова и И.Журавлева).

На моем персональном блоге я публикую те материалы, которые являются как отчетами о моей работе, так и размышлениями , систематизацией того явления, которое в настоящее время называют ФРИДАЙВИНГОМ. А так же мои творческие сублимации этого процесса в виде стихов и картин

Заметки об апноэ

С чего это начиналось

В далёкие-далёкие времена, когда эхо от криков динозавров ещё доносилось раскатистыми волнами от горных ущелий к прибрежным равнинам – нашему далёкому предку предстояла одна большая и важная задача. Выжить. Выжить, чтобы стать человеком.

Не берусь утверждать наверняка, но ведь не зря же среди множества теорий о происхождении человека, заметное место занимает гипотеза о «ныряющей обезьяне».

Суть её заключается в том, что некий предшественник человека, живший на берегу океана – добывал пищу в виде моллюсков и ракушек, которые он собирал во время отлива, а в прилив, за кормом, нужно было погружаться под воду. Не надолго и не глубоко, но всё же…. Эта необходимость со временем привела к появлению выступающего носа, препятствовавшего попаданию воды в дыхательные пути во время плавания и ныряния, а вместе со способностью задерживать дыхание – сыграло важную роль в формировании речи. Добавьте к этому незаменимые жирные кислоты, получаемые нашим предком с морепродуктами, являющиеся основой для развития мозговой ткани – вот и получается, что свободные погружения под воду, то есть фридайвинг – сделал из нас человека! Так это или нет, но мне, как ярому приверженцу этого занятия, верить в это – просто приятно.

Времена шли, человечество упрямо тянулось к прогрессу, и на протяжении почти всего этого времени, свободное погружение было единственным способом проникновения человека в морские глубины. В пример приводятся подводные «спецназовцы» Александра Македонского, полинезийские ныряльщики, ловцы жемчуга и легендарные японские ныряльщицы «ама».

Начало документальных свидетельств относится к началу прошлого века, когда в июне 1911 года в Эгейском море греческий ловец губок Хаджи Стати, выполняя задание для Флота Её Королевского Величества, в течение одного дня три раза опустился на задержке дыхания на глубину 77метров! Долгие годы наука не могла объяснить это, кажущееся фантастикой, достижение. Лишь в 1997 году многократный чемпион мира, итальянский ныряльщик Умберто Пелиццари повторил это погружение в том же месте и с тем же снаряжением, что и у Стати – опускаясь вниз с каменным грузом, привязанным

длинной верёвкой к лодке, и поднимаясь с помощью одних только рук по этой верёвке наверх.

Эра современного спортивного фридайвинга началась в средине 40х годов с выигранного итальянцем Раймондой Буккером спора о том, что он сможет опуститься на 30 метров (глубину на которой работал водолаз с вентилируемым снаряжением) на одном дыхании.

Раймонда выиграл спор и открыл великую страницу противоборства Человека с Бездной.

Вызов был брошен и уже в 1951 году два соотечественника Буккера – Эннио Фалько и Альберто Новелли в том же Неаполитанском заливе покорили глубину 35метров! На

следующий год Раймонда ответил, опустившись на 39м, а через четыре года Фалько и Новелли проломили «стену40х» погрузившись на 41метр. Эстафету рекордов подхватили за океаном и в 1960 году бразилец Америго Сантарелли достиг 43 а затем и 44метров.

В том же 1960 году на сцене глубоководных погружений появляется новый герой, его зовут Энзо Майорка и его первый рекорд – 45 метров – это лишь только начало. Ещё до конца того же года Энзо увеличивает свою глубину до 49 метров, а потом один за другим бьёт несколько, его же, рекордов: 50, 51,53, 54 метра. Рухнула теория физиологов того времени о том, что человек не может нырнуть глубже 50 метров и остаться в живых. Энзо по праву зовут «Королём Бездны» и только в 1965 году полинезиец Тетеке Вильямс смог достигнуть отметки 59 метров. А через некоторое время приходит сообщение с Багамских островов, где свой первый мировой рекорд – 60 метров поставил Жак Майоль.

Началось знаменитое соперничество двух ныряльщиков, послужившее основой для сюжетной линии культового фильма Люка Бессона «Le Grand Bleu» - «Голубая Бездна»

В 1967 году в «гонку за глубиной» включается американец Боб Крофт – он устанавливает новый мировой рекорд 64 метра используя свой, оригинальный способ погружения (в наши дни он известен как «free immersion») – Боб опускается и поднимается не пользуясь ластами, только с помощью рук и натянутого каната. Жак Майоль используя скользящий по кабелю груз и поднимаясь на воздушном лифте (способ, ставший классическим - «No Limits») достиг 71 метра глубины. Боб Крофт на следующий год увеличил своё достижение до 73 метров. Далее соперничество продолжилось между Жаком Майолем и Энзо Майоркой. В 1970 году Энзо погрузился на 74 метра, Жак – на 76.К 1973 году речь шла о 80 метрах Энзо и 86 метрах Жака. Но уже в 1974 году рекорд Энзо Майорки, 87 метров, стоил ему трагедии – потеряв на всплытии сознание, он получил баротравму лёгких, и только интенсивная реанимация спасла ему жизнь.

В 1976 году на острове Эльба Жак Майоль впервые донырнул на задержке дыхания до 100 метров! А завершил свою эпопею рекордных погружений, Жак в 1983 году, принеся на поверхность метку с глубины 106метров! А что же Энзо? Нет, он не сдался, вернулся к тренировкам и к 1988 году, всё-таки перешагнул стометровый барьер, опустившись на 101 метр.

Оглядываясь на достойную восхищения историю фридайвинга, важно понять, что мотивы, толкавшие человека померяться силой с глубиной один на один, всегда были, есть и будут. Они внутри самого стремления к познанию неизведанного, а значит и в стремлении к прогрессу. Необходимо лишь использовать на этом пути опыт, позволивший выработать конкретные способы и меры борьбы с опасностями, стоящими на пути в глубину.

Вооружайтесь ими.

Как это делается.

Долгое время погружения под воду на задержке дыхания считалось занятием опасным для здоровья и жизни.

Отчасти так оно и есть. В том случае если заниматься этим без знания основ физиологии погружений, мер безопасности и не имея представления о степени тренированности своего организма. В таком случае любое занятие, включая

переход улицы или даже просто лежание на диване может стать опасным мероприятием.

Однако, зная на какой сигнал светофора можно начинать переход, большинство людей вполне успешно справляются с этим, довольно рискованным экстримом.

Нахождение в водной среде является довольно обычным делом для человека.

При определённых условиях – плавать, это так же естественно как ходить или бегать.

Или дышать. Или не дышать. Если плавать не дыша, то это уже суть апноэ. Добавим к этому извечный двигатель прогресса – любопытство, и вот уже спортивный дух вопрошающий «Как долго?» или «Как глубоко?» приводит человека к очередному рекорду на глубину или на время, приводит его к огромной страсти в жизни – страсти к Погружению.

Как же достигнуть этих глубин и таких задержек дыхания?

В связи с бурным развитием спортивного фридайвинга в последние пять лет возникли, и так же бурно развиваются, специальные системы тренировок апнеистов.

Первые чемпионы тренировались, практически, вслепую, по наитию, интуитивно развивая в себе те данные, которыми их оделила природа. Но именно им, первым, принадлежит открытие определяющей роли специальных дыхательных техник, основанных на тысячелетнем опыте индийской хатха-йоги. Дыхательные упражнения на базе пранаямы входят в обязательную тренировку любого профессионального ныряльщика, даже если некоторые из них публично отказываются признать себя замешанными в интимных отношениях с энергетическими потоками чудотворной праны.

Однако, просто хорошая йоговская подготовка, сейчас, уже не может быть поводом к установлению рекорда в какой-либо категории фридайвинга. Требуется серьёзнейшая физическая подготовка под руководством компетентного тренера направленная на создание чрезвычайной устойчивости к гипоксии и гиперкапнии.

Для поддержания в оптимальной форме необходимых групп мышц используется специальные фитнес-тренинги.

Особое внимание уделяется отработке техники погружения, ведь от того насколько гидродинамично и энэргономично движется ныряльщик, в конечном итоге, зависит успех и безопасность всего погружения.

Одной из самых важных является способность ныряльщика успешно и правильно компенсировать внешнее давление. И здесь речь идёт не только о том «продулся» фридайвер или нет. Не менее важной деталью будет способность организма ныряльщика в целом, выстоять в условиях больших давлений глубины. Рефлекс «Сдвига крови», освобождения дополнительного количества эритроцитов должен быть предварительно «опробован» организмом, быть ему знаком, работать на адаптацию к экстремальным условиям. Иначе, вместо спасительного депонирования крови можно получить роковое кровоизлияние, а поведение свёртывающей системы крови может стоить жизни и здоровья даже опытным чемпионам-фридайверам.

Из всего сказанного явствует, что тренировка спортсмена-подводника, занимающегося фридайвингом, чрезвычайно сложный и многогранный процесс, требующий исключительной компетентности, полнейшей осведомлённости в вопросе и обязательного личного опыта.

А всё вышеназванное можно назвать лишь вершиной айсберга тренировок.

В основании этого айсберга помещается огромная площадка под названием «Психологическая подготовка». И без построения этой площадки – добраться до вершины – не реально. И совсем не важно на какой глубине лежит эта вершина: 10 метров или 100.

Для построения фундамента психологической подготовки используется самый различный арсенал способов и средств: мотивация и концентрация, медитация и аутотренинг, суггестивные техники и нейро-лингвистическое программирование.

Результатом такого бурного натиска должна стать способность доказать самому себе свою способность к погружению, при этом, доказательство должно быть принято непосредственно на уровне собственного подсознания.

И лишь после этого, вся работа по подготовке физического тела даёт инструмент, а психологическая подготовка предоставляет средство для реализации Погружения.

Пусть простит меня высокая наука, но главной характеристикой организма в Этот момент будет не кривая падения напряжения кислорода в тканях (В важности такого рода показателей никто не сомневается), а то, насколько механизмы подсознания освободили стриктуры и блоки, позволяя проявиться той самой Энергии, что наполнит тело и разум ныряльщика, превратив его на время Погружения в энергосгусток не отличимый от дельфина или от кусочка Океана.

В этом Великая Тайна и в этом самый большой секрет. Без понимания его сути нет дороги к Погружению, какие бы совершенные системы тренировок мы не придумали. Путь к этой Тайне лежит перед нами, только взять его можно с «маленьким» приложением под названием «Личный опыт». Пробуйте

ЙОГА и, в частности, ПРАНАЯМА для фридайвинга

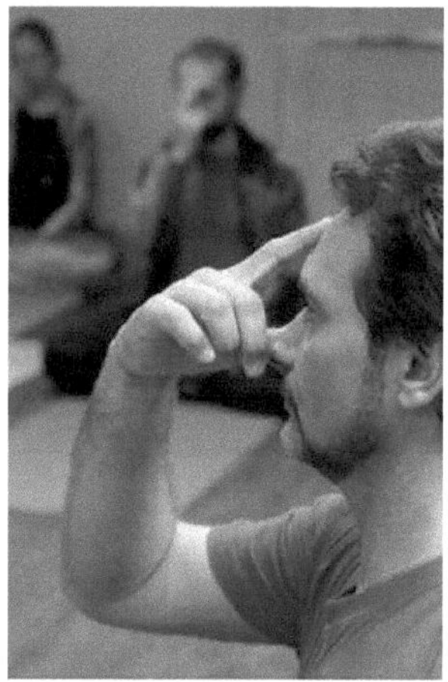

Данная статья посвящена аспектам применения техник йоги в процессе тренировок погружений на глубину при задержке дыхания, в настоящее время широко известном как фридайвинг.

Отношения между йогой и фридайвингом оказались весьма тесными с момента появления последнего как прикладной дисциплины на грани между спортом и искусством экстремального ныряния в глубину, в длину или на время.

Хотя история подводных погружений на задержке дыхания уходит в не менее далекие времена, чем история самой йоги, как отдельная дисциплина со своей философией, фридайвинг начал и продолжает формироваться лишь в последние десятилетия.

И эта философия очень созвучна некоторым философским течениям в современной йоге.

По существу, фридайвинг – это механическое продвижение в водной среде на задержке дыхания в состоянии специфически перемещенного внимания, в результате чего достигается изменение степени осознанности продвигающегося индивида.

А процесс движения в плотной водной среде, с повышающимся воздействием массы этой плотной среды на единицу объёма тела, с использованием задержек дыхания. Эти задержки влекут изменение внутренней среды организма за счет гипоксии и гиперкапнии, что позволяет ментальной энергии трансформироваться в более плотную энергию, которая изменит (в идеале остановит) поток неконтролируемых флуктуаций ума и приведет к изменению отношения к окружающему миру и осознанию своего места в этом мире.

Первым интуитивно оценил близость фридайвинга и йоги Жак Майоль – первый человек, покоривший на задержке дыхания глубину в 100м, который построил свою подготовку к погружениям на упражнениях йоги и плавании. Он обратил внимание на то, что некоторые физиологические изменения, происходящие в организме ныряльщика при погружении под воду на задержке дыхания, могут быть повторены на суше только с помощью йогических поз - асан и манипуляций. Знаменитый «кровяной сдвиг» Blood Shift или смещение значительного количества крови от периферии к области сердца и легких достаточно похоже может быть обнаружен и у сухопутного йога, находящегося в перевернутой позе. Определенно, этой же перевернутой позой можно подготовить кровеносные сосуды легких для предстоящего на глубине переполнения «сдвинутым» объемом крови.

И, конечно, пранаяма – загадочно-мистический оттенок применения которой превозносит применяющих ее ныряльщиков в разряд «посвященных».

Из огромного количества вариантов толкования термина «пранаяма» фридайверы не выделяют особых, считая все их заслуживающих внимания и уважения. От различных упражнений, направленных на увеличение контроля дыхания, до задержки дыхания как отдельной и основной дисциплины фридайвинга - статики.

Отдельным моментом является применение пранаямы для максимального наполнения организма (как это может показаться) кислородом перед погружением. В этом случае имеет место классическо-йогическое применение пранаямы для оптимизации энергетического баланса.

Первичной задачей физической подготовки, стоящей перед фридайвером, является увеличение функциональных возможностей легких за счет увеличения жизненной емкости лёгких (ЖЕЛ) и усиления осознанного контроля над дыханием.

Эти задачи помогает решить освоение полного йоговского дыхания. С этой же стадии, как правило, начинают и освоение приемов пранаямы.

Раздельное выполнение нижнего – брюшного, среднего – грудного и верхнего – ключичного дыханий позволяет контролировать различные отделы дыхательной мускулатуры.

Брюшное дыхание – ключ к управлению диафрагмой, среднее – зона ответственности межреберных мышц, а верхнее возможно только при сочетанном расслаблении мышц плечевого пояса.

Укрепленная регулярными тренировками дыхательная мускулатура, увеличив ЖЕЛ, способствует укреплению самой легочной ткани, включению максимального количества легочных функциональных единиц (ЛФЕ - объём лёгочной ткани, включающий в себя около 100 альвеолярных ходов или 2000 альвеол), что обеспечивает максимальную оксигенацию крови. Усиление резистентности ткани легких востребовано при воздействии избыточных (как положительных, так и отрицательных) давлений в легких, возникающих при выполнении фридайверских манипуляций. К ним относятся: «упаковка» перед погружением, когда в легкие «забивается» дополнительно до 2л воздуха на поверхности и состояния сжатых давлением на глубине легких, сопровождающееся переполнением легочных и сердечных сосудов кровью – «blood shift».

Подготовленные для «сдвига» сосуды сердечно-легочного комплекса легче адаптируются под нагрузку в условиях реального погружения на глубину.

Итак, какие же именно из пранаям будут максимально эффективными для формирующегося фридайвера?

Начнем с техник полного вдоха и выдоха, которые играют базовую роль как в развитии ЖЕЛ, так и для освоения полного контроля над дыхательными объемами легких и мышцами, используемыми при дыхании. Обращается особое внимание на сочетанный контроль мышц брюшного пресса и главной дыхательной мышцы – диафрагмы. А совмещение максимально глубокого выдоха с уддияной и вытягивающих позвоночный столб асан дает эффективное растяжение диафрагмы.

Обретение совершенного контроля над дыханием - очередная ключевая задача, стоящая перед фридайвером, использующим методы йогической трансформации.

Для этого осваиваются основные пранаямы: анулома-вилома, пратилома и, конечно, учитывая предстоящие нагрузки – уджайи пранаяма, которую вставляют в дыхательные упражнения последующих уровней.

Полный контроль дыхательного цикла позволяет перейти к выполнению ритмичного дыхания – самавритти и висамавритти пранаямы.

Периоды вдохов, задержек и выдохов в самавритти пранаяме дает нам знаменитый «Квадрат пранаямы», который идеально подходит для подготовки тела к гипоксическим нагрузкам и может практиковаться непосредственно перед погружением.

Максимально насыщая ткани органов кислородом и оптимизируя кислотно-щелочное равновесие внутренней среды организма эта пранаяма инициирует механизм полного использования кислородного резерва тканей, что очень важно, особенно для погружающегося под воду.

Ещё один эффект «Квадрата» - это достижение динамического равновесия между функциями симпатического и парасимпатического отделов нервной системы, что позволяет быстро входить в специфические медитативные состояния во время погружения. Более эффективной пранаямой для этих целей будет Нади-шодхана пранаяма с чередованием сторон прохождения воздушной струи по верхним дыхательным путям.

Висамавритти пранаяма выводит на уровень различных по времени вдохов, задержек, выдохов и задержек, где со временем достигается сочетание продолжительности фаз дыхания как 1:4:2:1.

Это «Золотое сечение» пранаямы может быть используемо как в целях создания контролируемых гипоксических и гиперкапнических состояний на основе контроля дыхательных движений, так и для экспресс-проверки эффективности проведенной энергетической модификации состояния практикующего. При последнем возможно максимально информативно оценить общий энергетический баланс, например, за несколько минут до начала погружения на задержке дыхания, что позволит скорректировать программу этого погружения, исходя из возможностей организма здесь и сейчас.

Нельзя не отдать должное очистительным дыхательным практикам – бхастрике и капалабхати. Их естественное использование – для коррекции кислотно-щелочного равновесия крови после гипоксических нагрузок, путем вымывания из альвеол легких скопившегося в них углекислого газа. Учитывая, что при этом происходит более интенсивный обмен между жидкостной средой организма и газовой средой атмосферы, весьма перспективным представляется использование этих техник для усиления выведения накопленного в тканях азота после длительных кумбхак на глубине. Правда, об эффективности и абсолютной правомочности этого использования, скажем, капалабхати пока судить рано, ввиду недостаточного объёма накопленных фактов.

Что же может взять йога от фридайвинга?

В 80х годах прошлого века для целей спортивных тренировок подводников была предложена система под условным названием «Аквайога». Одним из её элементов были выполнение некоторых асан под водой во время частичного выдоха. Во время выполнения этих упражнений обратили на себя внимание следующие эффекты.

Любая асана исполненная при полном погружении тела под воду ощущается, а следовательно и работает совсем по-другому. Во-первых, тело подвергается воздействию повышенного давления, а выдох в воду сопровождается приливом крови в область грудной клетки. Во-вторых, гравитационная составляющая, против которой расходуется большая часть энергии при выполнении любой асаны – резко снижается! При тонких манипуляциях с объёмом воздуха, оставляемом в лёгких, возможны самые разнообразные эффекты, вплоть до «подводной левитации».

Отстройка некоторых асан под водой способствует пониманию их правильной формы и на поверхности. Например, если в падмасане, выполняемой под водой с небольшим кольцеобразным грузом на шее, ось позвоночного столба не будет строго перпендикулярна дну, то тело будет неизбежно опрокинуто в сторону. Поэтому приходится ловить правильный физиологический изгиб.

Что же касается практик медитации, то можно использовать прием, весьма любимый скандинавскими фридайверами. Для достижения эффекта иммерсионных рефлексов во время статической задержки дыхания (читай антара кумбхака), лицо опускается в емкость с холодной водой. Срабатывание рефлексов сопровождается замедлением частоты сердечных сокращений, централизацией кровообращения и… достаточно мощным направлением внимания внутрь – Яркая и моментальная Медитация! Впрочем, не менее эффектным будет «простое» выполнение длительных задержек дыхания во время нахождения всего тела в воде. Но это уже фридайвинг, и требует неукоснительных выполнений правил техники безопасности!

Это лишь самые общие грани пересечений фридайвинга и йоги.

Есть ещё один объединяющий момент. И в йогу и во фридайвинг можно окунуться лично, и лично почувствовать их взаимное притяжение.

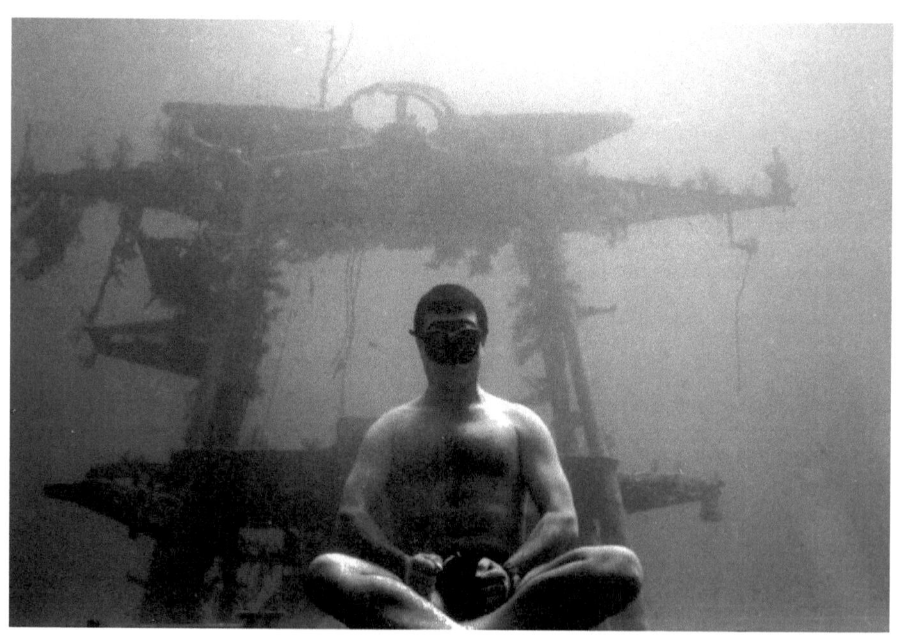

Физиология фридайвинга. Часть 1.

Физиология фридайвинга, как следует её придумать, должна вносить ясность в связь между функциями, обеспечивающими сохранение жизнедеятельности организма погружающегося под воду на задержке дыхания, с влиянием этого самого погружения.

Исходя из этого мудрёного определения, необходимо рассмотреть следующие вопросы:

- Как происходит акт дыхания и возможные пути его оптимизации для зависящего от него ныряльщика
- Задержка дыхания - что и как происходит в организме, характеристика стимулирующих дыхание факторов, как ввести их в глубокое заблуждение.
- Ключевые зоны влияния во внутреннем (тканевом) дыхании
- Иммерсионные и другие рефлексы - их использование хитрыми фридайверами

Дыханием называется обмен газами между окружающей средой и клетками организма. Для жизнедеятельности клеток необходим 02 кислород воздуха, используемый для окислительного распада питательных веществ. В результате сложного процесса образуется, также, конечный продукт метаболизма - С02 углекислый газ, который нуждается в удалении из клетки в окружающую среду.

Дыхание подразделяется на легочное, или внешнее дыхание, при котором происходит

А) Доставка кислорода воздуха в альвеолы лёгких путём конвенции и

Б) Диффузия из альвеол в кровь легочных капилляров, затем, опять же, конвекционно происходит транспорт газов кровью и, наконец, тканевое или внутреннее дыхание за счёт диффузии из капилляров в окружающие ткани.

В обратном порядке тем же путём происходит выделение С02 из тканей через венозную систему в альвеолярный воздух и далее в окружающую среду.

Итак – часть первая.

Рассмотрим подробнее как происходит дыхательный процесс у отдельно взятого индивидуума занимающегося (или думающего, что он занимается) фридайвингом, и что именно, в этом процессе будет преобразующим фактором делающего обычного Homo Sapiens - Homo Sapiens Apneisticus (Freedivicus).

Первый этап - доставка воздуха в альвеолы вдохом.

Хотя, рациональнее было бы рассмотреть, вначале, вопрос о причинах побудивших нашего фридайвера произвести данное действо. (См. далее о стимуляции дыхания во время апноэ, 2я часть)

Для вдоха необходимо изменение объёма, а значит - формы грудной клетки, которое происходит за счёт сокращения наружных межрёберных (а при выдохе - внутренних межрёберных) мышц, движения основной дыхательной мышцы - диафрагмы, а для интенсификации дыхательного акта используются вспомогательные инспираторные мышцы, к которым относятся все мышцы прикрепляющиеся к костям плечевого пояса, черепу или позвоночнику и способные поднимать ребра.

Фридайвер! Найди у себя и развивай важнейшие из этих мышц, как-то:

Большие и малые грудные, лестничные, грудино-ключично-сосцевидные и, частично, зубчатые.

Ну, и, конечно, наш "Первый Номер" - диафрагма. Без неё, родимой, не смог бы втягиваться воздух в самые укромные уголки лёгких, а затем, в обратном направлении, выдуваться из тех же, укромных уголков.

Не смотря на то, что втягивание воздуха происходит из самой сердцевины грудной клетки, воздух должен сначала пройти по воздухоносным путям - Носо-и ротоглоточной полости, пройти гортань , трахею, главные бронхи, бронхиолы и где-то на 16-ом делении этой фрактально-трубчатой системы попасть в дыхательную зону, где, в основном, в альвеолах, и будет происходить газообмен. А в течение этого пути воздух должен "пройти санобработку" - очиститься от пыли, принять душ - увлажниться, пропариться, в смысле - прогреться. В течение всего этого процесса нашу порцию воздуха с пристрастием допрашивают, "выбивая" информацию о содержимом. Точки допроса разбросаны по всей длине воздухоносных путей и оценивают не только напряжение кислорода и углекислого газа но и скорость потока воздушной струи и другие показатели.

Наконец, "правильный воздух" добирается до конечного пункта - альвеолы. Они очень маленькие. Но их очень много. Почти 300 миллионов, с общей площадью обменной поверхности в 80 кв.м. И каждая оплетена тонкой сетью капилляров, благодаря чему, кровь становится максимально приближенной (1мкм) к воздуху. А это создаёт максимально благоприятные условия для обмена путём диффузии - через альвеолярно-капиллярный барьер. Главная причина этой диффузии состоит в том, что парциальное давление 02 в альвеолах (100мм рт. ст.) гораздо выше чем напряжение (то бишь - давление в жидкости) 02 в венозной крови капилляров легких (40 мм рт. ст.)

Градиент парциального давления CO2 имеет противоположное направление.

Эти градиенты и определяют социальную справедливость - забрать у богатого и раздать бедным, хотя буржуазные ученые ссылаются на первый закон диффузии Фика, говорящий, что диффузионный поток M прямо пропорционален эффективному градиенту концентрации вещества Δc:

$$M= D\cdot A/h\cdot \Delta c$$

а для частного случая диффузии в альвеолах, проводящей газ практически через слой жидкости, вместо концентрации с этого газа можно подставить его парциальное давление p, а вместо коэффициента D - коэффициент диффузионной проводимости K (кое-кто на Западе называет его коэффициентом Крога):

$$M = K \cdot A/h \cdot \Delta p$$

Посмотрев на это уравнение, даже математически слепому становится ясно, почему обменная поверхность A должна быть большой (300млн, 80м кв.), а диффузионное расстояние h - маленьким (≈1 мкм)!

При диффузии в легких KCO_2 в 23 раза больше KO_2, что в переводе с науко подобного означает, что CO_2 диффундирует быстрее кислорода, обеспечивая полный обмен CO_2, несмотря на очень маленькое время контакта (эритроцит проходит через легочный капилляр за 0,3сек).

Полный процесс полного обмена газов сложен, многогранен, запутан и законспирирован. Для понимания основных принципов полезно вообразить следующую схему: Рис.1

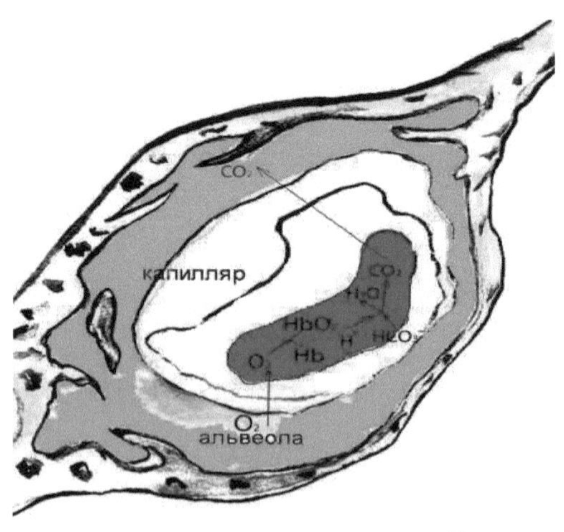

Поступившая по неосторожности в эритроцит молекула O2 находит своё место где-то на гемоглобине Hb, отчего статус последнего изменяется и он требует называть себя оксигемоглобином (HвO2), которому не место на периферии эритроцита, и с облегчённой диффузией он немедленно отправляется в центр эритроцита (всё как у людей!), ускоряя перенос O2 к тканям.

Максимальное количество O2, соединяющиеся с Hb, называется кислородной ёмкостью. Один грамм чистого Hbможет связать 1.39 мл O2. Учитывая, что содержание Hb величина вполне определенная, добавив к этому количество O2 просто физически растворённого в плазме крови (некоторые на западе ссылаются при этом на Закон Генри, согласно которому количество растворенного в жидкости газа пропорционально его парциальному давлению) получается вполне реальная, абсолютно не стремящаяся к бесконечности величина кислорода, на который можно рассчитывать в условиях его дефицита.

И если фридайвер эту величину оприходует (а также заначку в виде дополнительных эритроцитов из депо и даже резерв Верховного главнокомандующего - анаэробный гликолиз), то останется либо уходить в глубокий блэкаут, либо переходить на альтернативные источники биоэнергии -

Искать ци и прану где-то между чакрами и меридианами.

Имеющиеся запасы O2 так или иначе, расходуется в клетках тканей различных органов, при этом, небольшой буферный запас кислорода в соединении с миоглобином есть только в мышечной ткани, все же остальные, в том числе и особо чувствительные к гипоксии ткани коры головного мозга, требуют бесперебойной подачи напряжения O2 не менее 1мм.рт. ст. И куда это только девается?! Говорят, что уходит в клетки, а там кто же проследит? Тканевое Дыхание, однако. Процесс обмена газами между эритроцитами и тканью схематично может представить рис.2

Где Т -ткань, Р -плазма, RBC -эритроцит, К -стенка капилляра, HHb - восстановленный гемоглобин.

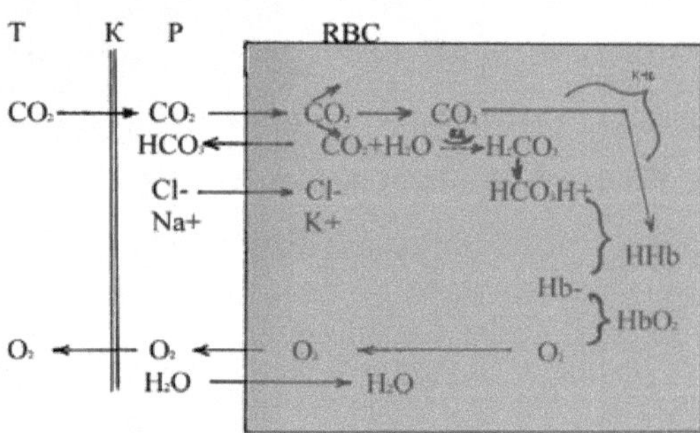

Это обмен дыхательными газами в массе клеток при биологическом окислении питательных веществ.

Кислород нужен и в цитоплазме клеток для аэробного расщепления глюкозы, и для продолжения биохимических реакций внутри матрикс митохондрий, где происходит биологическое окисление ферментов.

И если фридайвер думает, что волен распоряжаться своим внешним дыханием по собственному разумению, то чтобы вмешаться в более сущностные процессы, надо обладать контролем над процессами на клеточном уровне, а это требует несколько другого биоэнергетического потенциала! (следи за праной!!)

Доставив O2 в клетку, получив в замен CO2, эритроцит с обратной ходкой доставляет его в легкие, оттуда углекислый газ попадает в атмосферу, усугубляя опасность парникового эффекта.

Этот обобщенно-разрозненный взгляд на простой акт дыхания, каким он видится фридайверу в перерыве между задержками дыхания.

Далее, во 2й части рассмотрим, что же будет происходить внутри фридайвера, решившего, некоторое время не дышать.

Физиология фридайвинга. Часть 2.

Introspise in mentem tuam

Ciceron

Сама по себе остановка дыхания природой не планировалась. Кто-то из древних ужасно точно подметил связь между дыханием и продолжением жизни. "Пока дышу - надеюсь (на жизнь)". Однако утоление любопытства (а также голода) потребовало от первобытного фридайвера умения произвольно дыхание останавливать. Кто на сколько. Прерывание такой задержки обусловлено банальной причиной - дышать хочется!

Итак, разберём - отчего?

Как мудро было замечено мною в первой части, в организме O2 расходуется для энергетических потребностей составляющих его клеток, то бишь биологического окисления ферментов, в связи с чем содержание O2 в крови будет падать, количество предназначенного для выведения CO2 увеличиваться.

За всем этим процессом следит в организме как специально обученная агентурно-рецепторная сеть, так и информаторы-общественники тоже зависящие от гипоксии (хотя и косвенно), и реагирующие на неё предупредительно.

Классифицировать регуляцию дыхания можно по-разному. Произвольная и автоматическая, центральная и периферическая и т. д., мы, же рассмотрим общие моменты.

Дыхательные движения механического характера управляются ритмической активностью особых нейронов в Центральной Нервной Системе (ЦНС). Кроме ритмогенеза, активность этих нейронов постоянно подстраивается к изменяющимся потребностям организма в связи с поступающей от периферических рецепторов и центральных структур информации.

В случаях насильственного переключения регуляции на центральный аппарат (как в случае фридайверского апноэ) порог раздражения этих нейронов под влиянием поступающих импульсов уменьшается, и приходится прикладывать усилия (читай - сжигать O2) на то, чтобы сдержать наступление очередного дыхательного движения. (Просто кумбакха, а не кевала кумбакха - для наших санскрито-говорящих читателей).

Центральный дыхательный центр, расположенный в продолговатом мозгу состоит из различных групп нейронов, отвечающих за различные фазы дыхательного цикла. По принятой гипотезе выделяют три пары скоплений нейронов возбуждающихся во время вдоха - инспираторные и две пары скоплений нейронов разряжающихся во время выдоха - экспираторные.

В связи с разной электрической активностью проявляемой разными нейронами во время дыхательного цикла, нейроны делят на шесть групп. Нужно отметить, что это деление основано на модели подразумевающей три фазы дыхательного цикла, задаваемого центральными нервными структурами. Первая - инспирация. По её окончанию силы растяжения легких настолько велики, что им, вначале, необходимо противодействовать и начало выдоха сравнительно медленно, это - фаза постинспирации, когда инспираторные мышцы остаются на некоторое время сокращенными, а затем постепенно расслабляются, воздух, поступивший на вдохе, на какое-то время задерживается (вот оно, апноэ!!), а затем пассивно удаляется. Последняя фаза - активная экспирация, при которой сокращаются экспираторные мышцы. Так вот, шесть типов дыхательных нейронов имеют довольно сложный механизм взаимозапуска похожий на своего рода, цепную реакцию, приводящую в движение нашу дыхательную мускулатуру. Роль "детонатора" в этой реакции играет тоническая активация ретикулярной формации, которая, в свою очередь, зависит от получения импульсов от периферических рецепторов.

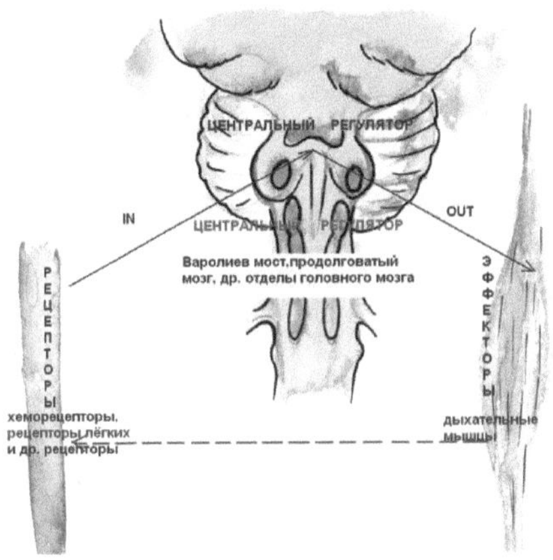

Рецепторы, реагирующие на изменение химического состава омывающей их крови или другой жидкости – хеморецепторы, располагаются около выходов IX и X пар черепномозговых нервов на поверхности продолговатого мозга.

Центральные хеморецепторы омываются внеклеточной жидкостью головного мозга и реагируют на изменение в ней концентрации ионов H+: если происходит снижение pH по сравнению с нормальным уровнем, вентиляция легких увеличивается. При повышении pH выше нормы вентиляция уменьшается, хотя в несколько меньшей степени. Разница в буферной емкости между кровью и спиномозговой жидкостью, обусловленная наличием в последней меньшего количества белков, приводит к тому, что pH СМЖ (в норме 7,32) в ответ на изменение pCO2 сдвигается гораздо больше, чем pH крови. Со временем, при таком сдвиге бикарбонаты переходят через гематоэнцефалический барьер – происходит компенсаторное изменение концентрации HCO3 в СМЖ – а это, в свою очередь, изменяет характер работы хеморецепторов.

Очевидно, где-то в этом месте нужно откапывать собаку, ответственную за эффект, наблюдаемый от серии тренировок с дыханием газовой смесью с увеличенным содержанием CO_2 (до3-4%).

Сами периферические хеморецепторы определяют влияние на дыхание в зависимости от напряжения газов в крови и её pH. Наиболее изученные располагаются в каротидных тельцах в области разделения общих сонных артерий и в аортальных тельцах, залегающих на верхней и нижней поверхности дуги аорты.

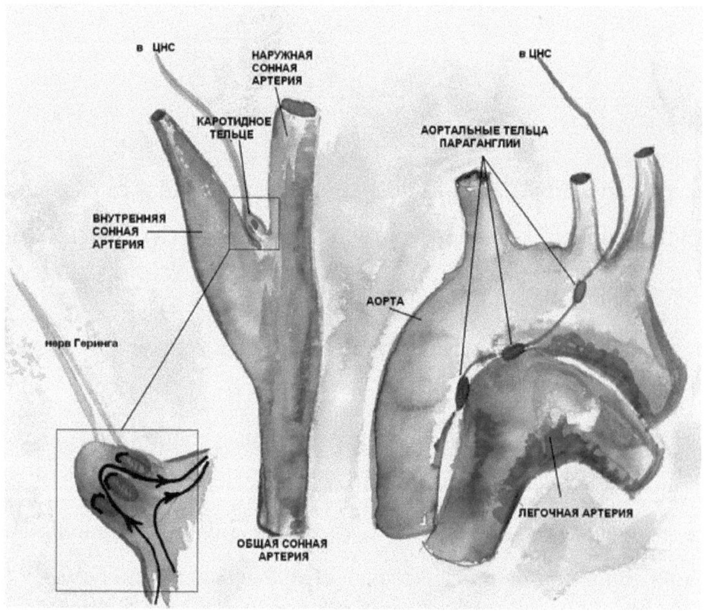

Эти рецепторы увеличивают частоту импульсации при снижении напряжения O_2, повышении напряжения CO_2, или уменьшении pH. Экспериментально было доказано, что влияние O_2 опосредовано исключительно **периферическими хеморецепторами**, а влияние CO_2 и pH на дыхание зависит от их воздействия на **структуры ствола мозга** с соответствующей хемочуствительностью.

Как уже говорилось выше, всё-таки, основным химическим фактором, влияющим на дыхание является содержание ионов Н+, в межклеточной жидкости ствола мозга.(т.е. её pH)

В связи со всем вышеперечисленным, напрашивается образное сравнение: заснувшего пассажира на конечной остановке пытаются растолкать водитель, кондуктор и ещё пара других пассажиров. Как Вы думаете – от чьего толчка проснётся уснувший? Правильно! От звука открывшейся двери автобуса!

В нашем случае нельзя забывать и о влиянии неспецифических факторов, т.к. именно на эти факторы можно активно влиять, в отличие от предыдущих, с которыми можно только более-менее героически бороться, используя различные методики специфических и просто гипоксических тренировок-

См. статьи более разбирающихся в этом авторов!

Итак, прежде всего, существуют ещё три типа **рецепторов легких**, которых ещё никто не отменял.

1)Легочные рецепторы растяжения в гладких мышцах воздухоносных путей.

Реагируют на растяжение легких. При этом – возбуждение этих рецепторов влечет за собой уменьшение частоты дыхания с увеличением времени выдоха.

Этому явлению дали умное название – инфляционный (возникающий в ответ на раздувание) рефлекс или рефлекс Геринга-Брейера. В классическом виде он выглядит как торможение активности инспираторных мышц в ответ на раздувание легких. Бывает и наоборот: увеличение активности в ответ на уменьшение объема легких – дефляционный рефлекс. Просто классический пример механизма саморегуляции по принципу отрицательной обратной связи.

По крайней мере есть небольшой плюс в пользу «паккинга» при статике и красивое объяснение почему на пустых лёгких задерживать дыхание тяжелее, чем на полных - растянутых. Есть, правда, одно «но». Всё это начинает работать у взрослого, начиная с 1 литра дыхательного объёма легких .(Дышите глубже!)

Кое-кто считает, что этот рефлекс актуален больше для детей (фридайверы, они же как дети!...), а им достался от дельфинов за хорошую карму!

2)Ирригантные рецепторы – реагируют на действие едких газов, табачного дыма, пыли и холодного воздуха. Рефлекторный ответ заключается в сужении бронхов и гиперпноэ – учащенном дыхании. Возможно возбуждение этих рецепторов гистамином, и тогда, как при бронхиальной астме - мы имеем выраженный бронхоспазм на выделяемый организмом гистамин. Никогда уже не забыть мне моего друга - молодого, перспективного фридайвера, заплатившего жизнью за нераспознанный бронхоспазм случившийся во время статики в детском «вольере» бассейна глубиной 30см…. Но с сильно повышенным содержанием хлора, на который у пострадавшего была выраженная аллергическая реакция, и, значит, гистамина было много…

3) J-рецепторы, то бишь – юкстакапиллярные. Предполагается их наличие в альвеолярных стенках, у капилляров. При сильном раздражении (при переполнении кровью легочных капилляров и повышении объема интерстициальной жидкости стенок альвеол – не это ли называют «blood shift»- однако!) способствуют полной остановке дыхания. Ну, я думаю, что если уж бладшифтнулся, то лучше в этой ситуации не дышать!

Кроме этих ярко-выраженных рецепторов, с дыханием связано ещё несколько типов рецепторов:

1.Рецепторы носовой полости и верхних дыхательных путей являются так же ирригантными и их раздражение рефлекторно вызывает чихание, кашель, сужение бронхов.

2.Рецепторы суставов и мышц. Предполагается, что начальная фаза двигательной активности конечностей стимулирует дыхание. Так что если в статике кто уже расслабился, то напрягаться и дёргаться уже ни к чему – только дышать захочется!

3.Гамма система мышечных веретен межреберных мышц и диафрагмы – реагируют соответствующим образом на состояние этих мышц. Когда они растянуты - делать вдох не хочется, а выдох – наоборот.

4.Артериальные рецепторы кровяного давления.

Повышение артериального давления может привести к рефлекторной гиповентиляции или остановке дыхания. Дуги этих рецепторов, т.е. пути по которым бегут нервные импульсы, изучены плохо, так что перед погружением лучше воздержаться от кофе и Red Bull!

5. Болевые и температурные рецепторы также могут приниматьучастие в регуляции дыхания. Так, в ответ на болевое раздражение часто наблюдается задержка дыхания, за которой следует гипервентиляция. Впрочем, практикой подтверждается, что сильное ущипывание кожных покровов задерживающего дыхание, равно, как и вонзание под его ногти иголок, увеличения времени апноэ не вызывает, хотя теоретически…

6. На вентиляцию легких оказывают также влияние различные гормоны. Она увеличивается при поступлении в кровь адреналина во время физической или умственной(!) нагрузки и при повышении уровня прогестерона в случае беременности, скорее всего, у женщин.

В заключение этого раздела хотелось бы подчеркнуть следующую деталь:

Несмотря на огромное количество известных, и наверное, ещё большего количества пока неизвестных факторов влияющих на регуляцию дыхания (ведь современная «наука» <u>пока</u> что игнорирует любые факты и свидетельства наличия праны, нади, чакр и биоэнергии вообще), нам все-таки Кто-то вручил уже очень важный инструмент – контроль внешнего дыхания со стороны высших центров ЦНС, коры, сознания и т.п., и если пользоваться этим контролем с учетом других важных каналов регуляции, то , как минимум, прояснится задача, поставленная мною в эпиграфе – Познать себя, это почти что познать весь Мир.

Любовь Дыхание и Море

Дыхание - это связь между телесным миром человека и его внутренней составляющей. Дыхание - выравнивает мысли и проявляет чувства, покрывает их полутонами эмоциональных оттенков.

Эмоции... Эмоции и дыхание так тесно связаны друг с другом, что тяжело разделить, где кончается дыхание и начинается родившаяся в нем эмоция. Эмоция, как и дыхание, будучи психическим явлением, имеет ярчайшие признаки на телесном уровне - от позы, движений в теле и выразительных мимических образов до симпатоадреналовых влияний на сердечно-сосудистую и нервную системы.

Формируясь на уровне сознания, эмоции выплескиваются на еще более человеческом уровне, на уровне чувств. Это тот уровень, где сплетаются в бурлящей волне все те энергии, которые шли в сферу сознательного из наших врожденно-биологических инстинктов. И где их бурный поток пытаются перекрыть психические Энергии наших личностных структур, идущие от нашего Эго и подпитываемые личным опытом и приобретенными импринтами.

Лимбическая система, ретикулярная формация, кора мозга... Где только не искали этот источник.

Но где-то там, из необычных переплетений инстинктов и из структур личности, появляется такая богатая на эмоциональные проявления - Любовь.

Это и чувство, и эмоция, и, если верить врачам - болезнь.

Любовь питастся вссм, что можст в нас найти: самым мощным потоком сексуальной энергии, самыми сильными чувствами, выливающимися в эмоции, и нашим дыханием.

Дыхание сопровождает Любовь повсюду. И на уровне сексуального влечения, где катализатор половых гормонов запускает реакцию, которая перенаправит потоки энергий в организме. И в том глобальном чувстве, которое развивается благодаря этим потокам.

Любовь-эмоция меняет в дыхании, практически, всё с момента своего проявления. Мы начинаем "неровно дышать" еще до того как осознаем причину.
Любовь-чувство выстраивает синхронность ритма двух дышащих...
Взаимодействие энергий двух любящих людей - это всегда взаимодействие их дыханий.

Любовь-состояние чутко следит за любым изменением в дыхании и реагирует, направляя эмоции. Эмоции движений, жестов, вздохов.

Но изменять дыхание мы можем самостоятельно и сознательно. Вмешиваясь в работу дыхания, мы вмешиваемся в работу мозга.

Сознательное воздействие имеет желаемый результат, мы влияем на свои эмоции, перетягивая возбуждение в Центральной нервной системе из сетчатого образования в зону дыхательного центра и оттуда в кору головного мозга.
Простое осознанное дыхание определяет новые пути построений связей между нервными клетками.

Эти новые связи расширяют картину восприятия нашего состояния и на психологическом уровне закрепляют проявление эмоций.

Мы можем вдыхать не только воздух и прану - мы можем дышать Любовью!

Эти вещи, развивающиеся автоматически, определяют неимоверную степень сложности происходящих реакций, скрепляющих сексуальные побуждения с интеллектуальными шифрами сознаний двух влюбленных.

Когда же речь идет о взаимодействии двух сгустков осознанных и материализованных энергетических потоков дышащих Любовью, все упрощается и усложняется одновременно.

Дыша Любовью, два сознания образуют некую общую часть, и их взаимодействие намного сильнее, чем в обычных отношениях. Такая связь намного прочнее, чем те, что устанавливаются только за счет энергии влечений гормонального происхождения. И, если для поддержания открытости этого общего сознания, любящие, готовы жертвовать своими силами, своими энергиями, то такой костер будет негасим!

Дыша любовью, ею нельзя надышаться. И в то же время, это - то дыхание, которое продолжается, не смотря ни на какие задержки и остановки! Оно включается в психическом пространстве, а в физическом плане мы можем наблюдать лишь его символическую проекцию.

Не смотря на то, что пусковым импульсом и поддерживающим основанием для Любви является сексуальная энергия, она - не единственная, определяющая Любовь сила. Сексуальная энергия направляет нашу Любовь, конкретизируя объект Любви. Но если погрузится глубоко внутрь своего чувства, то там окажется СОСТОЯНИЕ Любви в его чистой форме, которое может быть применено ко ВСЕМУ.

Что это за Состояние. Попытаюсь его описать, хотя все описания подобных вещей весьма трудны и весьма субъективны.

Я с детства люблю море. Питаю к нему благоговейную страсть, рожденную какими-то примитивными страхами и эмоциями восторга одновременно. Это чувство росло и крепло во мне все годы моего детства и юности. Когда я в полной мере осознал его, оно выливалось в некие переживания, испытываемые при виде морского простора, плеска волн и прозрачности глубины. Эти переживания были сродни некой, спонтанной медитации, в которую я погружался, оставшись один на один с Морем.

Шли годы. Подсознательное стремление вылилось в осуществление мечты. Я стал чаще бывать у Моря, я стал в него погружаться. А со временем, это стало моим основным занятием и даже все чаще - работой. За суетой обыденности я забыл свою медитацию с Морем. Её просто не стало…

Я все так же смотрел на море, но… чего- то не хватало. Мне казалось, что я привык к Морю, что перерос свои чувства к нему. Иногда от этого становилось грустно.

Однажды, я сел у берега и стал вспоминать о своей любви к Морю, о состоянии которое осталось только в воспоминаниях. Через некоторое время что-то произошло с моим сознанием, я это отлично замечаю. Причина оказалась в моем дыхании, оно оказалось поверхностным и частым, таким, каким не должно быть у меня. Но, это дыхание оказалось подстроенным под плеск легкой прибойной волны. Я вошел в унисон с Дыханием Моря и через некоторое время понял, что воспоминания о моих чувствах стали разворачиваться в актуальное Состояние Любви к Морю!

Я стал наполняться Морем через это Состояние. В редкие случаи, когда удается войти в это Состояние непосредственно перед погружением , оно проходит особенно удачно.

Я понял один секрет: нырять в Море нужно с Любовью к нему. Наполняя Любовью наши деяния, мы призываем на помощь одну из самых сильных энергий нашей психики.

И еще. Мне кажется, что я понимаю, что значит наполнить сердце Любовью.

О внутренних аспектах занятий фридайвингом

Начав, по какой либо побудительной причине занятие фридайвингом, многие из нас неизбежно сталкиваются с вопросом : почему мне это нравится? На вопрос «Зачем?» ответ лежит на поверхности – потому что нравится. А, вот, почему нравится…

Можно, конечно, не сильно париться по этому поводу. Ну, нравится - да и все!

Тонкость заключается в том, что от наших внутренних мотивов, зачастую, зависит та степень осознанной погруженности во внутренние процессы, которая может определять успешность наших занятий фридайвингом.

То есть, чем полнее мы осознаем, что именно, нас привлекает в ныряниях, чем полнее можем развить в себе это состояние, тем больше это состояние будет способствовать успеху наших погружений.

Итак, что же лежит в основе наших желаний нырять? С точки зрения психофизиологии следствием погружения на задержке дыхания является измененное состояние сознания.

В этом состоянии мы становимся более восприимчивы к тем процессам, которые определяют нашу самость, мы начинаем глубже проникать в наше «Я». По этому, погружения на задержке дыхания так часто сравнивают с погружением в глубины нашего «Я».

По этому, и измененное состояние сознания, достигаемое во фридайвинге, будет значительно отличаться от других «измененок», в которых личность становится просто наблюдателем забавно изменяющейся действительности. Вернее, где личность изменяет свое отношение к этой действительности и наблюдатель внутри - смещается со своей привычной точки обзора.

По сравнению с такими состояниями, измененное состояние сознания во фридайвинге является более продуктивным, так как оставаясь на связи с внешним миром, фридайвер работает больше именно со структурами своей личности, заглядывая в своё «Я». При этом погружении происходит стандартная, иногда – рутинная, но всегда похожая подготовка сознания с помощью некоторых, личностно-специфических приемов, используемых каждым фридайвером. В принципе, речь идет о технике, или даже технологии перехода от обычного состояния -- к Особому. При этом используются не только психологические ресурсы личности, но и ожидаемые изменения в деятельности Центральной Нервной Системы за счет воздействия внутренних (гипоксия и гиперкапния) и внешних (повышенное давление окружающей среды) факторов.

Исходя из выше описанного - можно назвать измененные состояния сознания во фридайвинге – СПЕЦИАЛЬНЫМ состоянием сознания, как по цели и пути достижения, так и по эффектам ему сопутствующим.

А одним из таких эффектов, возможно, является та постепенная достижимость слоев нашего личностного самоосознания, которая становится нам доступна при запуске механизма погружения внутрь себя.

Что же там, внутри и в глубине?

Что заставляет меня погружаться внутрь и вглубь?

Почему мне это нравится?

Ответы внутри. Их нужно только увидеть. И принять.

Что может быть гораздо более сложной задачей…

Что подсаживает нас на фридайвинг?

Основа сохранения интереса к любого рода деятельности, будь то работа или увлечение – это получение новых ощущений, т.е. информации, её оценки и обработки. Применительно к фридайвингу – залог сохранения и усиления интереса к этой деятельности, кроме неких мотивационных стимулов психологического характера, лежит в психо-физиологической сфере: мозгу требуются необычные условия работы. Такие необычные условия стимулируют работу мозга «по новому», т.е. мозгу приходится приспосабливаться к условиям стресса, адаптировать свою работу , а значит, и регуляцию работы всего организма. При повторении условий работы – адаптация закрепляется, формируются некие шаблоны работы в экстремальных условиях. Возможности организма в целом по выживанию – увеличиваются. Эволюция – продолжается!!!

Во время погружений в глубину на задержке дыхания максимально увеличивается изменение информационных потоков к мозгу, как со стороны внутренней среды организма, так и внешней, окружающей среды (в йоге, во время практики асан, например, меняются, в основном потоки информации от внутренних и внешних рецепторов тела).
В результате – организм попадает в абсолютно новый для него мир, мозг заставляет тело приспосабливаться, что еще сильнее формирует не только включение приспособительных рефлексов, но и изменение состояния сознания.

Для увеличения вариабельности информации поступающей в мозг, требуется разнообразие внешних и внутренних стимулов. Так, скажем в одних и тех же внешних условиях, фридайвер стремится получить новые ощущения от изменения глубины погружения или его продолжительности. Иногда, это может вылиться в некую зависимость от новой глубины – не нырнул глубже – деньги на ветер! (на поездку, на семинар или на «неправильное» снаряжение) Гонка за новой глубиной может доставлять неприятности не только психологическому настрою, но и физическому состоянию тела, не успевающему адаптироваться к условиям усиления внешнего давления или гипоксии, а стремление превозмочь себя самого могут выливаться в потерю сознательного контроля во время погружения – «самбу» и «блэкаут».

Для новой работы мозга достаточно изменений внешних потоков информации за счет изменения условий погружений. Вспомним, какой каскад впечатлений охватывает нас во время ночных погружений! А ведь мы убрали только один фактор – освещенность! Еще сильнее изменяются ощущения в условиях ограниченной видимости, а если добавить сюда еще и температурный фактор – то получается совсем другой фридайвинг!

Пожалуй, максимальное изменение факторов внешних условий присутствует во время подлёдного фридайвинга. К холоду, плохой видимости , сниженной освещенности, гипоксии и неудобному снаряжению добавляется фактор надголовной среды. Мозгу приходится справляться со всем этим, причем корректную технику заныриваний и погружений с адекватной компенсацией давлений при этом никто не отменяет!

Вывод. Чем разнообразнее будет фридайвинг по его условиям, тем больше вариации нашего фридайверского опыта. Накопленный мозгом опыт – повышает устойчивость к стрессам, позволяет быстро адаптироваться резко изменяющимся условиям внешней среды.

«Нырять – всегда! Нырять – везде!» почти что Маяковский! ☺

Пранаяма и дыхательные техники.

Вопросы безопасности применения.

Дыхание является уникальным инструментом, связывающим наше сознание самыми сокровенными частями нашего тела и нашего подсознания. Это обстоятельство всегда было на виду тех течений, которые пытались использовать дыхание для контроля над здоровьем и психикой: своей и других людей!

Примеры использования дыхания для создания измененных состояний сознания известны и из древнейшей и древней истории, и из современных культов псевдо-эзотерического характера. В современных условиях они преобразились в психологические приемы и школы.

Использования приемов вмешательства в дыхательный процесс с целью коррекции физиологических функций породили еще целый ряд дыхательных техник. С их помощью производятся попытки лечения различных патологий дыхательной системы.

Необходимость работы с дыханием в набирающем популярность спорте – фридайвинге, также выделила дыхательные упражнения в отдельный вид тренировочной активности.

Все эти случаи вмешательства в процесс дыхания, в той или иной мере, подвергают этот процесс нагрузкам, выходящим за рамки обычных, физиологичных или, даже спортивных.

С другой стороны – Пранаяма, имея свои цели и задачи – так же оперирует функцией внешнего дыхания, воздействуя на все её ключевые моменты.

Развиваясь внутри йоги, являясь одной из важных составляющих её частей, Пранаяма оказывается результатом кропотливого накопления опыта многих поколений йогов по сознательному влиянию на внешнее дыхание и применению полученных эффектов от оздоровления отдельных систем организма до контроля над измененными состояниями сознания. Не вдаваясь в разницу в описании и использовании Пранаямы в различных школах Хатха-Йоги, следует отметить, что подход к дыханию в Пранаяме отличается последовательным усложнением с постоянным контролем полученных результатов, обязательно в контексте неразрывной связи с общим физическим состоянием организма.

Если взглянуть на процесс освоения пранямических техник с точки зрения физиологии, то мы получаем следующую картину. К Пранаяме допускаются только те ученики, которые добились заметных успехов в асанах. Этот важный показатель свидетельствует о том, что у такого ученика уже имеется определенный уровень развития кардио-респираторной системы, который обеспечит безопасный старт в Пранаяме. Затем идет работа по улучшению функциональных свойств этой системы: освоение различных видов дыхания, начиная с полного йоговского и включая различные виды контроля над дыханием. Постепенно улучшаются свойства легочной ткани – объем, эластичность. Тренируется дыхательная мускулатура, которая, кстати, так же комплексно прорабатывается, как и все мышцы тела в асанах. Брюшные манипуляции в асанах и криях, наряду с перевернутыми позами способствуют притоку крови в область грудной клетки, подготавливая венозные сосуды этой области к повышенной вместимости, развивая коллатеральное кровообращение. Глубоким и интенсивным дыханием обеспечивается облегченный венозный возврат, а Малый круг кровообращения более эффективно выполняет свою задачу по оксигенации крови. В таких замечательно подготовленных условиях начинается работа с различными видами гипоксии в кумбхаках. Таким образом, Пранаяма создает необходимые и достаточные условия, для того, что бы гипоксическая нагрузка, как раз, не убивала организм, а делала его сильнее!!!

Целью данной статьи не является дискредитация дыхательных техник, а предупреждение тех осложнений, которые могут возникнуть, если работа с дыханием будет выполняться не корректно.

Итак, что же может светить нашему организму в случае принятия решения некорректно (но мощно!) повлиять на нашу дыхательную систему?

Можно условно разделить все потенциальные повреждения на несколько групп.

*Физическое повреждение легочной ткани

*Нарушения работы центра регуляции дыхания

*Функциональные расстройства сердечно-легочных взаимодействий в малом круге кровообращения (МКК)

* Некомпенсируемое воздействие гипоксии

*Неконтролируемые изменения в психической сфере вследствие влияния измененных состояний сознания (ИСС)

Возможность физического повреждения легочной ткани обусловлена тем, что дыхательная мускулатура прорабатывается и «накачивается» гораздо быстрее, чем подготавливается к большим нагрузкам легочная ткань. Можно привести пример насоса накачивающего воздушный шарик: пока насос слабый – шарику ничего не угрожает, он остается только слегка надутым. Если мощность насоса резко повысить, то его работа может привести к переполнению шарика, и тот лопнет. Теперь поставим на место шарика легочную ткань.

Она представляет из себя (в основном), совокупность бронхиол, альвеол, соединительной ткани и кровеносных сосудов. Все эти образования по разному поддаются растягиванию воздушным давлением на вдохе. Если дыхательная мускулатура способна создать и удержать достаточно высокий (по сравнению с атмосферным), уровень внутрилегочного давления, то начинают страдать отдельные альвеолоциты, и вместе с повреждением клеток соединительной ткани - образуются разрывы между альвеолами. Последние укрупняются, теряя площадь эффективного газообмена и образуя пустоты внутри ткани легких – эмфизему.

Если дыхательная мускулатура обеспечивает такую же разницу с атмосферным давлением на выдохе, только со знаком «минус», то это приводит к повышенному сбору венозной крови в сети альвеолярных сосудов. Стенки этих, не самых крупных сосудиков, могут переполняться кровью, создавая опасность разрыва своих стенок. Особенно, в тех участках легких, где когда-то были какие-либо проблемы: воспаления, инфекции, травмы. Срабатывает принцип: «Где тонко – там и рвется!».

Типичные ошибки. Чаще всего эта ошибка присутствует в пранаямах с кумбхаками, когда стараются набрать воздуха побольше и удерживают это давление внутри легких. При дополнительном выполнении асан с переполненными легкими, любое напряжение может вызвать увеличение и без того высокого давления внутри легких и способствовать его повреждению.

Пути предупреждения в Пранаяме.

Плавное и поэтапное освоение Полного Йоговского Дыхания. (см видео) Обязательное освоение уддияна-бандхи, применение замков при кумбхаках на продвинутых уровнях практики. Недопустимость выполнения задержек на вдохе с ПЕРЕПОЛНЕННЫМИ легкими! Предварительная подготовка сосудистой системы практиками перевернутых асан.

Центр дыхательного автоматизма – еще одна точка приложения энергии «непреклонного намерения продышать все и везде». Этот дыхательный центр находится в продолговатом мозге и отвечает за регулярное возбуждение дыхательной мускулатуры в ответ на раздражение периферических рецепторов высоким уровнем углекислого газа СО2. Достаточно сложно организованная работа нескольких пар ядер – скоплений специфических клеток, перерабатывающих информацию в моторный импульс. Это образование начинает работать в момент рождения с первым вдохом и продолжает свою нужную работу в течение всей жизни. И только изредка, его работу на себя берет моторный центр дыхательной мускулатуры, распределенный в коре больших полушарий головного мозга. Это происходит при сознательном управлении дыханием, т.е. при контроле над различными фазами дыхания: вдох, выдох, задержки и остановки дыхания на вдохе и выдохе. Если такой контроль продолжается достаточно долго, то пути автоматического регулирования дыхания «затираются», выстраивается новый паттерн, требующий постоянного сознательного контроля над дыханием, его глубиной и регулярностью. В противном случае возникает чувство одышки или удушья. Невольно напрашиваются ассоциации с ёжиком, шедшим по лесу и забывшим как дышать…

Типичные ошибки. Конкретное время дыхания, выполняемого без перерыва и приводящее к сбою дыхательного автоматизма зависит от многих факторов: возбудимости нервной системы, состояния дыхательной мускулатуры, степени изменения кислотно-щелочного равновесия и может составить до 1-2 часов. Восстановление нормального автоматизма дыхания требует значительных затрат сил и времени

Пути предупреждения в Пранаяме.

В Пранаяме всегда существовало достаточно жесткое ограничение количества контролируемых дыханий, выполняемых за один подход. Рекомендуется между упражнениями обязательно давать возможность для самовосстановления ритма дыхания, стабилизации его автоматизма .Тогда дыхательный центр постоянно пребывает в тонусе и не забывает свою работу.

Различные манипуляции с дыханием, выполнение так называемых «пародоксальных» ритмов совмещаемых с различной физической активностью может привести к некомпенсированному перераспределению кровотока и его регуляции в малом круге кровообращения. Функция внешнего дыхания построена по принципу Функциональных Легочных Единиц (ФЛЕ), образованных альвеолами и оплетающими их сосудами. Когда альвеола расправлена поступившим внутрь неё воздухом, в сопредельных стенкам альвеолы сосудах возникает активный кровоток для эффективного газообмена. Наполнение кровью «пустых» альвеол, как и непоступление крови в альвеолярные капилляры за счет их пережатия «раздутыми» соседними альвеолами – приводит к нарушению оксигенации крови, возникновению вторичной нагрузки на сердечную мышцу, формированию «долговой» кислородной недостачи .

Типичные ошибки

Это может происходить, например, при выполнении движения, антагонистичного дыхательному: глубокие прогибы с выдыханием, либо при активной циклической нагрузке мускулатуры, сопряженной с дыханием на выдохе: активные движения плечевого пояса на задержке дыхания после выдоха.

Пути предупреждения в Пранаяме.

Пранавьямы выполняются в соответствии движению дыхательной мускулатуры, без жесткого блокирования фаз дыхания. Так, например вдох – это вытягивание позвоночного столбы с раскрытием грудной клетки и опусканием диафрагмы, и выполняемые разминочные движения направлены на проработку минимум одного из допустимых движений. Выдох – соответственно, наоборот – сворачивание грудной клетки, втягивание живота с подъёмом диафрагмы. Начало сознательной проработки легочной ткани должно базироваться на этих синергичных движениях. С наработкой опыта и эластичности легочной ткани, эти правила могут быть очень плавно смягчены.

Воздействие гипоксии на организм напрямую зависит от степени тяжести этого состояния.

Как и многие другие факторы, в умеренных дозах гипоксия стимулирует большинство энергетических процессов в клетках, способствует накоплению и правильному распределению энергетического потенциала в виде АТФ. В случае, если гипоксия – это не раздражающий фактор, а название патофизиологического процесса (а все дело только в количестве!), включаются деструктивные процессы, приводящие к некрозу клеток.

Типичные ошибки.

Доведение задержек дыхания в кумбхаках до уровня физиологического, неконтролируемого срыва, отсутствие контроля сознания за своим состоянием.

Пути предупреждения в Пранаяме.

Пранаяма, стоя на страже здоровья занимающихся требует регулярности и постоянства в упражнениях, а отсутствие таковых факторов приводит к неправильной оценке своих возможностей и превышения допустимых гипоксических доз.

Более того, правильная схема упражнений в Пранаяме позволяет использовать эти упражнения как проверочный инструмент готовности организма к гипоксическим нагрузкам.

Например. Выполняя комплекс самавритти-пранаямы 1:1:1:1(соотношение фаз дыхания вдох:задержка:выдох:задержка) , уже можно почувствовать готовность к следующему за ним, комплексами висамавритти –1:2:2:1, а затем 1:4:2:1.

А по результатам выполнения последнего определить свою «гипоксическую форму» для последующих за этим комплексом кумбхак.

Если же на выполнении «Квадрата» возникают проблемы, то стоит посвятить занятие-другое для восстановления своего энергетического потенциала, готового противостоять гипоксии.

Ну, и как уже говорилось – любое изменение дыхания влечет за собой изменение кислотно-щелочного равновесия в жидкостях организма. Наложение гипоксической нагрузки на этот фон приводит к перераспределению энергетических запасов в нервной ткани, изменению проявленной работы всей нервной системы – сознания. Измененные состояния сознания при изменении дыхания отличаются большим разнообразием проявлений в зависимости от характера смещения pH крови и внутренней среды организма.

В какой-то мере к Типичным ошибкам можно отнести неконтролируемость измененных состояний сознания, достигаемых с помощью манипуляций с дыханием, как при

работе с длительно приходящей в норму - гипокапнической составляющей после длительных гипервентиляций.

Неконтролируемые «измененки» приводят к различного рода изменениям в личностных установках. Эти изменения могут проявляться как в расстройствах социальной адаптации, так и в более серьезных нарушениях, вплоть до развития депрессивных расстройств.

Характер изменения сознания в гипоксических состояниях заключается в проявлении действительно важных психических и личностных факторов. Все наведенные комплексы уходят на второй план, остаются только те факторы, которые важны для сохранения сознания, так как эти состояния граничат с возможностью разрушения самой нервной ткани и представляют реальную, на данный момент, угрозу для жизни.

Возможность оперировать такими состояниями, использовать их для выхода на еще более внутренние уровни личности – составляет ценность для медитативных практик.

Пути предупреждения в Пранаяме.

В отличие от неконтролируемых «изменёнок», в пранаяме имеет место контроль над степенью вхождения в гипоксическое состояние, что позволяет контролировать и само состояние изменённости сознания, и поддерживать определенную алертность к возникающим новым ощущениям, как внутри своего тела, так и в окружающей обстановке. Это достигается за счет индивидуального подбора длительности фаз дыхания в самавритти и висамавритти пранаяме, либо за счет подбора длительности отдельных кумбхак.

В свою очередь, эта возможность контроля, может служить базой для смены модальностей восприятия и будет проявляться в проявлении, так называемых, экстрасенсорных способностей.

Выйти на такой уровень проникновения внутрь себя в обычном состоянии сознания не позволяют те самые наведенные социальные и ментальные надстройки.

Контроль гипоксической нагрузки в Пранаяме позволяет отслеживать и контролировать степень изменённости сознания, избегать деструктивного воздействия этой измененности на психику. Вопрос очень актуальный, если учесть, что степень современного стресса на психику, делает её весьма восприимчивой к любым воздействиям, а особенно таким сильным, как гипоксия.

Таким образом, во всех разобранных примерах, Пранаяма показывает пример комплексного, оптимально сбалансированного подхода к манипуляциям с дыхательной функцией, основанного на принципах безопасного взаимодействия, как всех частей дыхательной системы, так и на уровне всего организма в целом.

Приступая к занятиям любой дыхательной техникой важно в деталях понимать, какое воздействие она окажет на Ваш организм, какие могут быть немедленные и отдаленные последствия этого воздействия.

Берегите своё здоровье, дышите правильно!

ЗА и ПРОТИВ

детского фридайвинга.

Фридайвинг как спорт, как вид активной деятельности и как способ самосовершенствования, все плотнее проникает в наше сознание.

Период настороженного недоверия, связанный с опасностью этого рода деятельности, уступает времени взвешенного баланса между пониманием причин, вызывающих проблемы, и неукоснительным соблюдением правил безопасности.

Все больше людей открывают для себя этот пленительный мир взаимодействия водной стихии и внутреннего переживания человека.

И, как и много лет назад, являясь способом проникновения в подводный мир, фридайвинг обращает на себя внимание наших детей, которые гораздо легче взрослых могут представить себя и стать полноправными участниками подводной жизни. И что, как не эти мечты может привести к рождению новых чемпионов, или просто людей тонко чувствующих и понимающих море, готовых жить в гармонии с ним и окружающим их миром.

Очень часто сами взрослые, увлекшись фридайвингом, хотят привлечь к этому занятию своих детей. Возникает понятие «семейного фридайвинга», которое включает в себя понятие фридайвинга «детского».

Вопрос о правомочности такого явления как детский фридайвинг стоял давно.

Основной причиной настороженного отношения к детскому фридайвингу, была и остаётся опасность внезапной потери сознания под водой, которая может привести к тяжелым последствиям, вплоть до утопления.

Допускать, даже в какой то мере, возможность блэкаута у детей во время занятий фридайвингом, было бы, по меньшей мере, безответственно и безрассудно.

Однако, за последнее время стремительного развития фридайвинга, прежде всего, как спорта, был накоплен большой опыт в исследовании, как причин, так и самого блэкаута.

Это не означает, что блэкаута теперь можно не опасаться. Просто сейчас все понимают, что блэкаут возникает практически всегда, как осознанное преодоление естественных предохранительных механизмов, как игнорирование своего инстинкта самосохранения.

Что касается детей, то, как показывает опыт, их взаимодействие с природной средой вообще и подводным миром в частности, основано на врожденном инстинкте самосохранения.

Для его уверенного включения нужно лишь дать ребенку больше самостоятельности. Самостоятельности в выборе решений: хочется ему заниматься фридайвингом или нет, интересен ему подводный мир или его более привлекают обитатели леса.

Так же, самостоятельно, ребенок может решать вопрос оценки своих сил.

Это повысит его уверенность в себе и послужит укреплению его самостоятельности.

«Уверенность ребенка в своих силах зависит от возложенной на него ответственности. Способность заботиться о себе у большинства западных детей используется только частично, а большая часть забот взята на себя родителями. С присущим ему неприятием излишеств континуум устраняет ровно столько механизмов самосохранения, сколько взяли на себя другие. В результате снижается эффективность самосохранения, поскольку никто, кроме самого ребенка, не может постоянно и тщательно быть на страже всех окружающих его обстоятельств. Это еще один пример попытки сделать что-либо лучше, чем сделала природа; еще один пример недоверия к способностям, находящимся на уровне подсознания, и узурпации его функций интеллектом, который не может принять во внимание весь объем соответствующей информации. Наша привычка вмешиваться туда, где безошибочно работает инстинкт, не только приводит к большему количеству несчастных случаев у детей в цивилизованных странах, но и к возникновению множества других опасностей.» (из книги Жан Ледлофф "Как вырастить ребенка счастливым")

Для правильного формирования стержня интереса к фридайвингу у детей, стоит сконцентрировать внимание на внутреннем стремлении к взаимодействию с водной стихией, как с внешней силой, при отсутствии соперничества с другими детьми и взрослыми.

Спортивный дух фридайвинга, который может быть сохранен в этом случае, определяется способностью тонко чувствовать свое собственное состояние по отношению к внешним условиям, с правильной оценкой ситуации в данный момент времени.

Чувство победы, так ценное для формирования психологически важной уверенности в своих силах, основывается на преодолении не столько физических преград, сколько за счет преодоления психологических барьеров выставляемых растущим Эго ребенка. В первую очередь победа над честолюбием и гордыней. При этом ребенок видит и понимает, что более эффективным для победы над природой, является не метод силы, а путь максимального сближения и мягкого взаимодействия с окружающей и порой враждебной средой.

Другим, не менее важным механизмом защиты, который можем поставить мы – взрослые, является правильная направленность тренировок для детей. Учитывая неоднозначность возможного воздействия больших гипоксических нагрузок на растущие и развивающиеся детские организмы, следует направить

основную часть тренировочного процесса на укрепление психологической адаптации к водной среде с увеличением водного потенциала, при ограничении максимальной гипоксии в зоне относительного субъективного комфорта.
В этом случае физическая активность в воде будет способствовать укреплению сердечно-сосудистой системы, увеличению жизненной ёмкости легких, правильному росту и укреплению костно-суставной системы позвоночника, усилению общей резистентности организма за счет укрепления его иммунитета.
Накопленный опыт занятия детьми фридайвингом в виде семейного увлечения, показывает, что при правильном подходе, вырастая и продолжая заниматься, они достигают значительных личных успехов, обретая для себя увлекательное занятие на долгие годы.

Таким образом, занятия фридайвингом в специализированных группах под руководством опытных инструкторов, могут служить средством укрепления здоровья, развития интереса к взаимодействию с подводным миром и накоплением базовых навыков и умений для начала тренировок во «взрослом» или спортивном фридайвинге.

Блэкаут и как с ним бороться

«Чёрный провал» или внезапная потеря сознания в воде. Грозная опасность, нависшая, практически над каждым, кто осмеливается погружаться, задержав дыхание. Главная причина большинства летальных случаев, связанных с занятием прикладным апноэ – свободными погружениями или как это принято в мире – фридайвингом. Нечёткость и неопределённость симптомов предшествующих этому физиологическому явлению.

Всё это далеко неполный список положений и понятий, прочно закрепившихся за блэкаутом в свете возрождения в последнее время спортивного фридайвинга, а также дальнейшего развития подводной охоты, неотъемлемой частью которой последний является.

Клинически, блэкаут – это потеря сознания, возникающая в ответ на падение парциального давления кислорода в крови. Но по механизму возникновения эти гипоксические обмороки делятся на несколько групп.

Наиболее распространенное деление - это на блэкаут мелкой воды (Shallow Water Blackout) и блэкаут глубокой воды (Deeper Water Blackout).

Мелководный блэкаут происходит когда ныряльщик погружаясь на большую глубину, или находясь на значительной глубине определённое время, исчерпывает свой кислородный лимит, однако из-за повышенного парциального давления кислорода на этой глубине, не испытывает затруднений до того момента, когда начинает подъём на поверхность. В районе отметки - 10м, где изменение парциальных давлений максимально (приблизительно в два раза) происходит резкое падение уровня O2 и при достижении поверхности (а иногда и раньше) этого количества кислорода уже недостаточно чтобы ныряльщик находился в сознании.

Другим вариантом наиболее частого сценария развития блэкаута, будет случай, когда ныряльщик правильно оценил свои возможности по кислороду, но добравшись до поверхности, начинает слишком жадно дышать, сдвигает насыщенность кислородом крови от головного мозга в сторону лёгких, что также приводит к потере сознания. Если в первом случае потеря сознания происходит на последних метрах глубины или непосредственно по достижению поверхности, то во втором - ныряльщик внешне благополучно начинает вентиляцию лёгких, зачастую даже подаёт сигнал «Окей», и после этого делает блэкаут.

В случае глубоководного блэкаута потеря сознания наступает либо в результате явной недооценки собственных сил, либо как результат азарта подводной охоты. Правда, о последней, этот охотник уже никому не расскажет. Сопутствующий блэкауту ларингоспазм, через некоторое время сменяется рефлекторным вдохом, и если к этому времени страхующий не обеспечит доставку пострадавшего на поверхность, то симптомы блэкаута сменятся симптоматикой утопления.

Глубоководными, можно считать частные случаи блэкаутов при статическом и динамическом апноэ, когда сознание теряется в процессе титанической борьбы с желанием вдохнуть. Признаки нарастающей гипоксии стоически игнорируются, а победа «силы воли» знаменуется провалом во что-то чёрное…

Что же чувствует ныряльщик во время и непосредственно перед этим провалом?

Как определить эту границу, до которой - ещё можно, а после неё - уже нельзя?

Ссылаясь при ответах на эти вопросы на свой личный опыт, хочется подчеркнуть, что в этом случае будет очень уместно напоминание о пользе учёбы на чужих ошибках. Свои могут стоить слишком дорого.

Итак, субъективно, во время блэкаута ничего не происходит, человек действительно, просто выпадает из действительности, иногда даже не замечая этого. Первым делом, придя в сознание после блэкаута, я остановил хронометр на своих наручных часах, то есть по своим ощущениям просто закончил погружение. А последние метры моего подъёма и следующие полторы минуты оказания помощи остались только в памяти страхующей группы. Нелишне заметить, что если бы меня не страховали под водой или неправильно бы приняли на поверхности, я бы сейчас не смог быть «таким умным».

Субъективные же ощущения до провала могут сильно варьировать в зависимости от индивидуальных особенностей, уровня тренированности и т.д. Наиболее общим признаком нарастающей гипоксии являются непроизвольные сокращения мышц группы брюшного пресса и диафрагмы, которые по своей сути, скорее всего, вызваны рефлекторной попыткой организма, начать дыхательные движения, останавливаемые волевым усилием.

Эти сокращения имеют тенденцию к повторению через всё более и более короткие промежутки времени, пока непрерывная их череда не перейдёт в «самбу» - неконтролируемую локомоторную активность, а затем в блэкаут.

Отношение к тактике поведения во время первых «диафрагмальных спазмов» различно в разных школах фридайвинга, как и отношение к «самбе» и блэкауту.

Я полностью согласен с рекомендуемым «Апнеа Академией» У.Пелиццари положением о недопустимости блэкаутов во время занятий фридайвингом, и необходимости как можно более раннего прекращения погружения при возникновении значимых «диафрагмальных спазмов». Т.е. при первых же сокращениях необходимо начинать всплытие с глубины, а при динамическом и статическом апноэ избегать опасного уровня интенсивности этих спазмов и правильно начинать контролируемую вентиляцию лёгких по завершению погружения. Правильную индивидуальную тактику лучше выбрать с помощью квалифицированного инструктора или тренера, а во избежание неприятных последствий блэкаутов необходимо неукоснительное соблюдение правил и мер безопасности. Помните, что у ныряльщика всегда впереди должна быть ГОЛОВА! И не только когда ею вперёд опускаются в Голубую Бездну.

Сам себе фридайвер.

Пожалуй, ни одна тема во фридайвинге не имеет столько противоречивых толкований, как соло-фридайвинг, или попросту – ныряние в одиночку.

С одной стороны – самое главное условие безопасности во фридайвинге – это наличие партнера и страхующего. Об этом знает даже самый разбитый коралл в Блюхоле, любому фридайверу об опасностях блэкаута проели не одну плешь инструкторы всех мастей и рангов, и все они, черт побери, правы!

А с другой стороны … Один на один с Водой.
Погружение внутрь себя без воздействия внешнего внимания…
Полная тишина, как под водой, так и над …

Да мало ли, чего еще хорошего, может дать фридайвинг тет-а-тет с самим собой!!! Иногда нам, фридайверам, просто необходимо побыть одним, убрать наведенную коллективом психологическую активность, мешающую опуститься внутрь своего, личного …

Как инструктор, я часто видел ситуации, когда неудачный настрой на погружения эффектно менялся в положительную сторону, после того, как фридайвера «относило течением» от основной группы на буйке и он имел возможность побыть наедине с собою… Тонкая настройка не терпит внешних помех, а только во фридайвинге можно увидеть как такими помехами становятся чужой настрой и мысли…

И как со всем этим быть? Иногда приходится слышать явно утрированные мнения о необходимости напарника вплоть до посещения душа, ведь и там можно поскользнуться…

К любой ситуации в жизни и во фридайвинге, как ее частном проявлении, следует подходить разумно. А иногда и АДЕКВАТНО!

Понятно, что если речь идет о тренировках ныряния в глубину, на время или на дальность, где мы сознательно перемещаем наш организм в критическую зону гипоксии, либо вход в эту зону весьма вероятен – там нужен ОБЯЗАТЕЛЬНО толковый страхующий. Точка!

Но возьмем крайнюю разновидность фридайвинга, которая граничит со шноркелингом. Это когда фридайвер ныряет вдоль рифа, рассматривая рыбок, подныривает на энное количество метров, получая смешанное удовольствие от общения с подводным миром, наслаждения эстетическими видами окружающего мира из-под воды и так далее. Это, наверняка ситуация, когда ныряльщик в общую картину удовольствия вряд ли захочет добавить дискомфорт от гиперкапнии, а значит, что и все опасности, связанные с гипоксией – так же становятся маловероятными! Это тот самый вид фан-фридайвинга, к которому должен возвращаться время от времени даже самый заядлый спортсмен, любитель глубинной эйфории и зашкаливающих стрелок глубиномеров! Это та самая перезагрузка, необходимая для сохранения правильного образа фридайвинга в голове, и к этому образу нужно регулярно возвращаться. Так же в одиночку можно получать удовольствие от НЕТРЕНИРОВОЧНЫХ погружений на глубины, не превышающие комфортный уровень их выполнения. Ведь каждый фридайвер знает, что такое дискомфорт, когда и где он приходит во время погружения, знает глубину, на которой он не возникнет, если к этому не стремиться.

Естественно, что такой соло-вариант фридайвинга не подразумевает какой-либо ощущаемой нагрузки на организм, и должен восприниматься им, организмом как отдых, как психологическая разгрузка, коей в этом случае он и будет являться.

Эти размышления не появились вдруг и именно сейчас. Пожалуй, я все время так считал, и, каюсь, иногда нырял сам. Так в чем же здесь проблема? Проблема, она в нашем Эго, и тех формах, которые оно, Эго – принимает. Разрешив себе любимому соло ныряния на задержке дыхания, мы, конечно, ставим четкие ограничения. Например – 20 метров глубины и полторы минуты (взял с потолка). Ныряя в удовольствие в этих, скажем – разумных, пределах, все равно запускается адаптация и зона комфорта увеличивается. Возникает соблазн разрешить себе больше и больше… Понятно, что может из этого получится! Соло-фри – это очень беспощадная война с собой любимым, с подсознательным желанием заняться «настоящим» нырянием в гипоксии и гиперкапнии, почувствовать «те самые» ощущения. Всю эту войну в себе важно не только обнаружить и признать, но и прекратить. Нужно четко отдавать себе отчет в том, что и как нами делается. И самое главное – для чего! Если личностной зрелости, опыта фридайвинга и общения со своим телом хватает – то соло погружения могут стать эффективным инструментом и приятной разновидностью фридайвинга. Для такого ограничения мы сами должны стать самым надежным сафети партнером для самого себя, и не позволить себе искушения опасностью!

И еще есть одна вещь. Никогда не бывает абсолютно безопасных погружений в одиночку. Всегда есть шанс для неприятности и к ней нужно быть постоянно готовым! Такая внутренняя готовность должна протянуться красной нитью в сознании в течение всего соло-ныряния, не дать сознанию расслабиться или уснуть. Во время одиночных ныряний в моём мозгу всегда остаётся включённым сторожевой центр «Я-один!» Когда к нему привыкаешь – он не мешает, а придает уверенности.

Попытаюсь подытожить.

Соло-фридайвинг имеет право на существование.

Каждый в праве найти и соблюдать те ограничения, которые сделают это занятие безопасным. Повышенная осознанность и жесткая ограничительная дисциплина, выводящая организм из зоны гипоксических нагрузок, предотвращающая возможность блэкаута и утопления. Полный контроль и сохранность самокритики.

Вот - те, необходимые условия, выполняя которые можно повстречаться с самим собой. Под водой. На задержке дыхания.

Приятных и безопасных погружений!

ГЛУБИНА с точки зрения инструктора

или КАК ЗАНЫРНУТЬ ГЛУБЖЕ

Заметки с семинара

Конечно, все зависит от настроя и целей, с которыми приезжают на семинар, а точнее, с которыми занимаются фридайвингом.

И они должны отличаться от настроя и целей, с которыми занимаются боксом, шахматами или собирают почтовые марки. Наверное, это должно быть что-то вроде анти-бокса, анти-шахмат и филателистического подхода вместе взятых.

Потому что требуется применять дзен-бойцовский подход по отношению к себе любимому, уметь отключать ум в строго необходимой мере, и бережно собирать крупицы приобретенного опыта, хотя бы что бы не наступать на одни и те же грабли более двух раз…

Итак, настрой и цели. Эти два фактора формируют специфическую ауру, которую Море «слышит». И здесь никого не обманешь – ни себя, как ни старайся, ни тем более - Море.

Сразу прошу прощения за этот высокопарный псевдо поэтический язык, но так более наглядны некоторые вещи, которые мы, в силу ослеплённости или зашорености - не в силах охватить одним взглядом.

Иногда ослеплены своим Эго, иногда чужими успехами, приписывая свою причастность к ним, иногда на нас шоры каких то, одним нам понятных, программ и планов. А как известно ничто не вызывает у Бога такой искренней улыбки, как наши планы.

Что же мы, таким образом, не замечаем? В первую очередь самую простую вещь: Кто такие Мы с Вами и кто – Море! Посмотрите на сравнительные таблицы размеров!

Ведь мы собираемся сравнивать физические показатели, а они далеко не в пользу Человека, Море – больше! И всегда будет глубже.

Возможно, что Человек - умнее. Но тогда Человек Умный должен понимать, что сравнится с морем и быть с ним один на один, как это происходит во фридайвинге, он может только используя силу самого Моря. (об этом давно писали китайцы…или как то так) А теперь посмотрим на свою ауру настроя и целей и подумаем – а понравится ли это Морю?

Может это несколько примитивно приписывать Морю некую человекоподобность, но Наш язык, он единственно понятный нам, и мы им пользуемся. Пользуемся, перенося на все свои правила и законы. У моря есть только один закон, закон природы.

И природой нам позволено с большими оговорками, очень и очень деликатно взаимодействовать с морем на поверхностных уровнях. Это, и ограничения сугубо физиологического плана, так как «инженеры моего тела велели ходить мне по земле», и еще более строгие ограничения, заложенные в нашей психологии.

И здесь самым важным является согласованность наших физиологических возможностей с нашими психологическими способностями. То, чем будет физически подкреплены наши настрой и цели.

Для этого мы должны заходить в глубину очень аккуратно и постепенно. Осваиваясь на каждой новой ступеньке, приспосабливая к новой глубине и свою физиологию, и свою психологию.

Цель должна просматриваться не в глубине, а внутри нас самих, в самом процессе достижения глубины.

Когда мы определяем цель именно так, то и с глубиной будет гораздо легче.

Тогда придет понимание того, что важнее не столько глубина, на которую погрузился, а то СОСТОЯНИЕ, которое этим погружением было достигнуто.

Ибо, с точки зрения инструктора – фридайвинг – это если и борьба, то не за метры глубины, а за те СОСТОЯНИЯ, в которых эти метры достигаются.

Субъективный отчет о погружении на 20м в Апанасовском карьере

(температура 9С , длительность погружения 3'05")

Я закрываю глаза. Сумрак вокруг сгущается, но не сильно. Постепенно становится комфортно.

Как может стать комфортно на глубине 20 метров в мутной и холодной воде старого затопленного карьера и на задержке дыхания.

Только что я опустился сюда из солнечного света летнего дня, с поверхности неплохо прогретого водного слоя.

Я знал, ЧТО меня ожидает. Поэтому, когда голубое небо с обрывками кучевых облаков, сменилось в маске приглушенным зеленоватым тоном полупрозрачной глубины, куда уходил трос - это было ТО, чего я ждал.

Непродолжительный спуск по тросу, разворот... я успокаиваюсь и закрываю глаза.

Состояние, начавшееся на поверхности с последним вдохом - усиливается.

А холод, встретивший меня на 7-8 метрах глубины - продолжает обволакивать.

Мягко, настойчиво, неотступно.

Раньше, на этом этапе я бы забеспокоился о возможном продолжении охлаждения и немедленно начал бы подъем наверх,

разогревая мышцы плавными поступательными движениями гребков ласт.

Теперь - я уже не боюсь. Теперь я хочу использовать этот холод, как помощника.

Он уже достаточно плотно обозначил все внешние границы моего тела, хоть они и прикрыты пятимиллиметровым слоем неопрена.

Остается выделить внутренний объем этого тела, ту часть, куда пока не добрался холод. На секунду получается разделение между

комфортом спокойствия внутри тела и битвой за выживание на его границе.

Выход на фоновое переживание энергии подпитываемой на границе тела, воздействием на холодовые рецепторы.

Теперь ощущение моего внутреннего объема тела подпитываются энергией

сознания, направленной на определения границ тела.
Холод утратил свою смысловую нагрузку. Он становится еще одной "просто энергией", придающей мне силы. эта Сила заполняет всего меня.
Не только тело, но и то, чем я это тело чувствую. Может быть мой разум?
Сейчас мне это не очень важно.
Важно успеть почувствовать себя Энергией.
Тем более, что откуда то из глубины меня Всего, что-то мягко подкатывает к тому месту, где на уровне моего физического тела расположена диафрагма.
Это еще не сокращение, но из этого вскоре сформируется моя первая в этом погружении контракция. Открываю глаза. фонарик выхватывает трос, на котором я вишу в толще воды. Начинаю медленно подниматься к свету.
Возникает непреодолимое желание свалиться в то состояние, в котором я пребывал до этого.
Продолжая медленно перебирать трос руками, прикрываю глаза и тут же проваливаюсь в тотальную деконцентрацию с переживанием энергетического фона.
Фон, кстати, уже изменился, стал менее плотным, рассеялся. Еще через некоторое время эта энергия стала сгущаться и подкатывать к диафрагме.
Диафрагма наполнилась тонусом, и пропустив его сквозь себя - расслабилась.
Это была контракция, и она тоже была энергией!
Вокруг становится светлее. Энергетический фон, как пузырь воздуха стремиться в верхнюю часть тела. Направляю взгляд вверх, где проявляется буек, поверхность становится все ближе, света все больше и следующая контракция совпадает с выходом на поверхность.
Пора начинать дышать. Нехотя выдавливаю из легких немного воздуха, и заполняю их светом солнечного дня. Мрак остался внизу

Глубина гор

(После семинара по высокогорному фридайвингу на озере Черик Кёл)

Тяжело что-то стало писать отчеты о семинарах.

Семинар прошел, нырялки закончились. У каждого в душе осталось своё, сокровенное, и о погружениях, и о месте в котором пришлось понырять.

А теперь одним отчетом нужно все подвести под знаменатель, обобщить, описать языком...

который должен соответствовать переживаниям, или хотя бы сформулировать их на смысловом уровне. А смысл, он весь в переживаниях, ощущениях.

Если не в новых, то в отслеженных с другой Точки Обзора, Слежения или даже Сборки.

Именно так влияют на наше сознание такие места, где соединяются величие стихий, магически влияющих на человеческое подсознание – вершины гор высоко в небе и бездна глубины в воде.

Рядом. Вместе. Одна стихия в другой, и неизвестно какая главнее.

Наверное, поэтому такие места называют - местами Силы.

И не той, которая «прибудет с тобой», а та, которая покоится там. И влияние которой - начинаешь ощущать уже потом, покинув место.

Чем более укрепляется смысл, тем неуловимей и неопределенней становится язык.

Вроде бы были готовы слова, вполне соответствовавшие переживаниям, но связать их посредством логики становится все менее перспективно …

Пожалуй, ещё немного и эта сладкая «изменёнка» пройдет, растают смыслы, исчезнут слова.

Похожие на эти, хотя и не те.

За ними стоят целые смысловые пространства…

Томление Кипение Бурление

Камлание Вверение Заклание

Мелькание Вращение Бросание

Дробление Сгущение

Прощание.

Старание Старение Стенание

Вмерзание Срывание Слипание

Плавление Стекание Всыхание

Сдувание

Смыкание Мышление.

Внедрение Метание Рождение

Влияние Взросление

Падение

Ныряние Карабканье Всплывание

Дыхание Шипенье

Растворение….

Прошу отнестись к вышесказанному как к отчету о семинаре.
И не торопитесь вызывать санитаров…. Каждый мог оказаться на этом месте и испытать все на себе.
Может не всех так затронет.
Этот черный свод колодца с уходящим вниз тросом и светящим вверх фонарем где-то глубоко внизу, и круглый просвет поверхности озера, облепленный зелеными ветками деревьев по краю, где-то глубоко наверху.

Требующие проявления

Ощущения требуют проявлений эмоций,

Эмоции стремятся проявиться смыслами,

Смыслы вербально изворачиваются и выкладываюся

Упорядоченными строками слов.

Эти слова - лишь тени Чувств.

*****

Последний воздуха глоток наполнил лёгкие,
И обжигает бездна холодом лицо,
Все звуки наверху остались громкие -
Пучина дарит тишину для храбрецов.

В той тишине услышу пульса замедление,
И тихий шепот рыб на глубине,
Раздастся хлипкое медузы удивление -
И мир безмолвия ворвётся в душу мне

И в миг, когда в паденье перейдёт скольжение,
Вдоль тросса, что глотает синева,
Я пузырькам наверх отдам сомнения
И в уши мне надавит глубина

На крае ласт - потоков завихрение,
Как якорь - тяжесть грузов на ремне,
И неизбежно к солнцу возвращение
Хоть предлагает глубина остаться мне

Страсть, силу моря и стихии
Мне предлагает глубина:
"Забрось волнения мирские,
Ты здесь, сейчас и навсегда!"

Мгновенье на борьбу с сомнением
Захвачен трос и разворот
Наверх ведёт моё движение,
Туда, где свет и кислород.

И в этот раз я победил
Себя, пучину и сомнения,
Глубины, что не покорил
Моё - составят продолжение!

****

Нырять свободно - жить свободно
Иметь свободу выбирать:
Топтать траву, дыша неровно
Или ныряя - не дышать!
****

Дыша, предчувствием согреюсь,
Всех духов моря я зову.
И знаю, что дыша - надеюсь,
Но если не дышу - живу!
****

*****

Провал в горах спускался в море
И - обрывался в глубине.
Сознанье тихо возвращалось
В ту сущность, что жила во мне.
И сущность вторила сознанью,
Открыть пыталась тонкий вихрь
В тех порах, пузырьках и чакрах
В которых жил дыханья миг!

*****

Под грузом метров водных толщ
В мгновение спрессованное время
Позволит необъятность превозмочь
И в преходящем развенчать сомненья

Там - тишина, что душу оглушает
И красота, что не напишешь на холсте
Увидев это - разум замирает,
Застыв коралом белым на песке

Где мало света - там правдивы краски
И пережить дано за миг
Весь прошлый опыт без подсказки
Ворвавшийся, как озаренья крик!

ПОГРУЖЕНИЕ РЯДОМ С АРКОЙ Bleu Hole

Вихрь закружил меня и ласту
И вниз увлек, туда - где свет
Пройдя морскую толщу пласта
Возник из Арки и исчез

Я растворялся в этом свете
Застыв у тросса в глубине
Внимая тихим моря звукам
Вглядясь в расплывчатый предел

Здесь открывались взоры дали
Что были в глубине сознанья
В них растворяясь пропадало
Наземных образов мельканье

В них была Сила и Желанье
Проверить что я все же смог,
Вернувшись с глубины неспешно
Забрать у Арки первый вдох!

*****

"Александру Блоку - от любящего его Фридайвера"

Синай, Дахаб, Блю Хол и где-то
Таинственный и синий свет…
Ныряй ещё хоть четверть века
Все будет так - исхода нет

Нырнешь, всплывешь, задышешь снова
И повторится как всегда
Блю Хол, Дахаб, Синай, а может
Поедем в Питер, господа

****

Глубина - в стон
Высота - глубь,
Тишина - в звон
Моё Я - суть!

Моё Я - вглубь
Моё Я - в высь
Моё Я - внутрь
Время - заступись!

Слишком долго ждал
Слишком мало мог
Внутрь себя пропал
И опередил вдох!

ОБЕРЕГАЮЩИЙ

Его незримое присутствие

Запечатленное в мозгу

Как вдохновение напутствия

Как воздух в легких - берегу!

Возникнет вдруг, из ниоткуда

Вдоль троса ангельская тень

И поведет туда, откуда

Сюда приходит свет и день

Проводит до поверхности заботливо

Напомнит, что пора уже - дышать

Я благодарность выражу отчетливо

"Ай эм окей" стараясь показать!

ПРЫЖОК   ВЕРЫ

Подъём Карабканье Взбирание
Мечтание Страдание Решение
Бросание Толкание Срывание
Парение Падение… Освобождение

НАКОПИВШЕЕСЯ ВНУТРИ

Разбираю предметы на молекулы Смысла,
Собираю понятия в шеренги Модальностей.
А нелепую блажь свою - величаю Намереньем,
Усомнившись проекцией этой Реальности.

Бытия околпаченный Неосознанием
Кутаюсь в кокон вселенской Покорности...
Связи событий разорваны Знанием
Величия глупости человеческой Гордости!

ФРИДРИХУ. ДОСМОТРЕЛСЯ

When you look into an abyss,
the abyss also looks into you
Friedrich Nietzsche

Вверху - поверхность моря
Внизу - поверхность дна
Я здесь, ни с кем не споря
Смотрю в безднУ себя

И в этом вязком взгляде
Сознанием шаля,
Высматриваю образ,
Взрывающий меня!

Тем взрывом разбросало
Ошметки мыслей, фраз,
Недуманных суждений,
Невзгляды чьих-то глаз...

Давлением на тело
И гипоксией вглубь,
Мне Бездна оголтело
И дерзко смотрит внутрь.

Вверху - под солнцем море
Внизу - не сыщешь дна.
Я здесь с собой проспорил,
В гляделки проиграв...

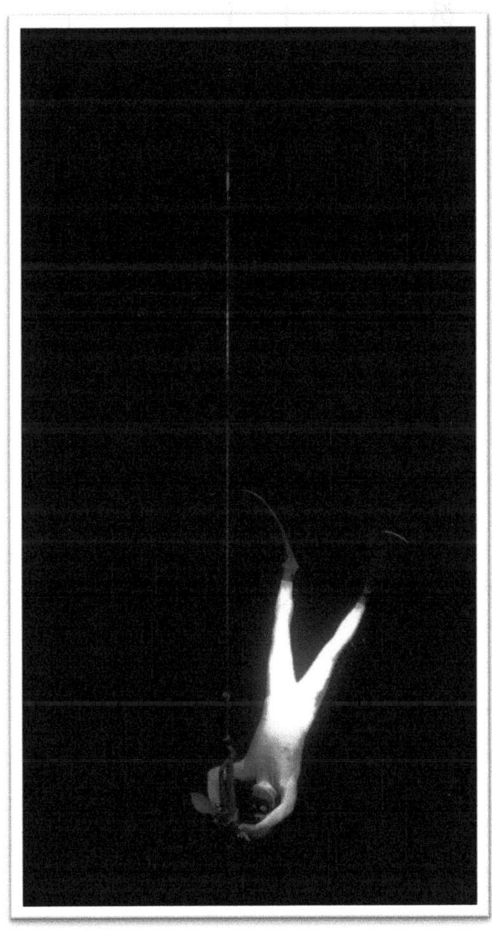

Препятствия как ПУТЬ

(Вместо заключения)

Когда фридайвинг проявляется в жизни как Путь, рано или поздно, на нем появляются препятствия.

Более того, мне кажется, что только препятствия могут убедить сомневающегося в том, что он стоит действительно на Пути.

То есть, с философской точки зрения-препятствия - это и есть сам путь. Такое отношение позволяет избежать лишней растраты энергии и оказаться способным отслеживать состояние "здесь и сейчас", что всегда представлялось основной заслугой фридайвинга.

С чего начать? Пожалуй с того, что убедить себя в том, что все препятствия, насколько материальными они бы не выглядели - находятся в нашем уме.(В отличие от нашего подсознания, которое по определению никаких преград не ведает). Это положение есть недоказуемая аксиома, на которой зиждется все практические способы преодоления этих препятствий. Даже если речь идет о физической неспособности выдерживать гипоксическую нагрузку, решение по преодолению этого препятствия принимаются умом при активной поддержке волевого усилия.

Расскажу о своих препятствиях, может быть, кому то этот рассказ окажется полезным.

Кстати, философом от фридайвинга - я становлюсь только сейчас, а в начале у меня была только внутренняя уверенность, что Фридайвинг это мой Путь. Под этим понятием подразумевалось нечто вроде лунной дорожки по бескрайнему океану, в конце которой неопределенностью маячила Цель Пути, которой для меня всегда была Глубина. Цель - это тоже часть пути, и если ее видеть, то есть понимать достаточно четко, то и сам Путь становится более определенным.

С целью все было не совсем просто. Я постигал глубину за глубиной, и с каждым ее метром я осознавал, что она разная. Скажем, что на глубине 20м все было совсем по-другому, чем на 10м, и я понимал, что и глубина в 30м принесет новые ощущения. Но НАСКОЛЬКО по-другому будет на новой глубине - я не знал. Это включало подсознательные защитные механизмы: настороженности, тревожности и может быть страха.

Страхи проявляемые фридайвингом- это отдельная тема, но препятствия они - косвенные, чаще именно на страхах базируется мотивация занятий фридайвингом, стартовый подсознательный стержень.

А вот неопределенность, связанная с тревожностью - это препятствие, которое, потенциально может забрать много энергии из наших психических запасов, которые были выделены на осуществление погружения. Наиболее продуктивный способ преодоления - это упорное повторение освоенной глубины с постепенным, пошаговым, пометровым её увеличением. После десяти погружений на те же 30м начинаешь понимать, что ждет на тридцать первом, неопределенность рассеивается, препятствие отступает. Пошаговое многократное повторение даже освоенных глубин, может быть ключом открывающим двери многих препятствий, как чисто физиологических, когда организм привыкает включать адаптационно-защитные механизмы, так и психологических, когда наша нервная система адаптируется к новым условиям, в которых ей приходится регулировать и физиологические механизмы и отношения с измененной внешней средой, приспосабливая все это к изменённости своего функционирования.

Вторая группа препятствий, рано или поздно встающая на Пути - это ограничение наших физиологических способностей, помноженное на ту же психологическую защиту. Это и дискомфорт от уменьшения объёма лёгких, и нарастающая, некстати, гипоксия, когда воздуха, набранного на поверхности, вдруг, начинает резко не хватать... Проблема решается грамотной физической подготовкой.(Смотри раздел "Неспецифическая подготовка во фридайвинге") И опять же, тренировочные погружения на освоенные глубины.

Пожалуй, самое распространенное и самое коварное препятствие - непродувающиеся уши!

Это препятствие имеет массу причин, и как следствие - ещё большее количество путей разрешения. Первое - это несчастливая анатомия.

Особенности строения евстахиевых труб, не позволяющие произвести выравнивание давления в полном объеме обычными способами "продувок". Бывает редко, но, увы - не лечится. В более благоприятном варианте приходится справляться, находя индивидуальный способ выровнять давление: погружаться вверх головой, с остановками и т.д. В данном случае препятствие имеет огромную ценность для понятия и, главное, принятия своего Пути. Фридайвинг в этом случае не теряет своей ценности, как Путь, а преодоление себя и своих слабостей не имеет здесь ничего общего с покорением очередной глубинной отметки, можно в этом отношении расслабиться и окунуться в покорение "состояния", сопровождающего погружение, а так же, отслеживание всех его оттенков и эффектов. Фридайвинг обретает ту медитативную составляющую, за которую, бывает, трудно удержаться в погоне за глубиной.

Другой вариант этого препятствия, когда продувка идет медленно, покоренные метры приобретают особую ценность, в качестве подспорья в преодолении этого препятствия используются все доступные средства фармакологии, народной медицины и опыта собратьев по несчастью.

Это препятствие проверяет фридайвера на прочность, и спустя какое-то время глубина открывается шаг за шагом.

Особо знакомый мне вариант, когда уши без всякой видимой причины, прекращают продуваться по достижению определенной глубины.

Продувка стабильно заканчивается на 20, 30, 35 или 40метрах (50-60-70). При этом в сухом варианте и на начальных глубинах все способы работают отлично, а вот, к заветной глубине "что-то выключается", ни один из хитроумных приемов, описанных в статьях и книжках, не включает своего чудодейственного эффекта... Так как причина препятствия, опять же, в евстахиевой трубе - имеется два варианта: отек слизистой оболочки выстилающей трубу, либо спазм гладкомышечного слоя. С отеком можно бороться соответствующими его причине методами, а вот мышечный тонус это настоящее Препятствие!

Слуховая (Евстахиева) труба, будучи частью внутреннего уха - иннервируется сложным переплетением ветвей тройничного, блуждающего и симпатических нервов, в основном ветвями барабанного сплетения и крылонебного узла, то есть производными вегетативной нервной системы, осуществляющей автоматическую регуляцию работы организма. Считается, что вмешательство в работу вегетатики возможно с помощью подсознательного воздействия со стороны нервной системы. Если упростить и принять в качестве рабочих пару гипотез на счет этого, то получается, что наше подсознание удерживает спазм мускульной части слуховой трубы! То есть препятствие опять перемещается уже из уха в ту часть психики, которую принято называть головой. Я всегда напоминаю всем, что и уши, так же - расположены в голове!!!

Итак, самый опасный враг прячется там, где его меньше всего ожидаешь - внутри нас самих. Прячется и выставляет нам препятствия, которыми обозначает нам Путь. По этим хлебным крошкам можно прийти к истоку, а значит - и ПОНЯТЬ препятствие. Если наше подсознание закрывает нам дорогу в глубину, значит, нас там ожидает некая ситуация, с которой будет непросто справиться. Наш мозг, а с ним и подсознание пытаются регулировать наши отношения с внешним миром так, что бы затрачивать на них минимум энергии и оставаться живым. И здесь наши задачи совпадают. Препятствие - не просто составляет нам путь, оно нас оберегает от того, к чему мы пока не готовы, физически, физиологически или еще как то. Мне доводилось видеть тех, "счастливчиков" которым удалось эти препятствия обойти вопреки...

Расплата заставляла вернуться назад и проходить путь без перескоков и подрезаний. Устойчивый успех приходит к тем, кто стремясь к Цели, проходит весь Путь и получает от него и испытания, и препятствия, и удовольствие. Да прибудет с нами Любовь к Препятствиям на Пути!

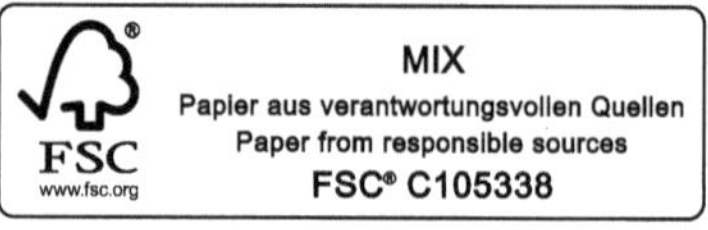

Printed by Books on Demand GmbH, Norderstedt / Germany